'누르기'의 놀라운 효과!

★★★★★ 반신반의했는데, 3일째 나만 알 수 있는 변화가 있었고, 1주일 만에 '정말 살이 빠지나?' 하는 느낌이 있었다. 2주일 만에 다리가 눈에 띄게 가늘어졌다.

★★★★★ 생각했던 것보다 효과가 빠르다!

★★★★★ 이중턱이 고민이었는데 3일 만에 얼굴 라인이 확실히 달라졌다.

★★★★★ 시간을 내서 일단 해보기를, 만족스럽다.

★★★★★ 확실히 몸이 따뜻해진다. 무엇보다 기분이 좋아졌다.

★★★★★ 초보자도 따라하기 매우 쉬워서 좋다.

★★★★★ 의심스러운 마음으로 시작했는데, 정말 다리가 가늘어졌다.

★★★★★ 일주일, 한 달, 두 달! 몸이 달라지자 더욱 열심히 하게 되었다.

— 아마존 서평 중에서

누르면,
빠진다

OSHITARA, YASETA.
by Yuko Hisashi

Copyright ©2017 by Yuko Hisashi
Original Japanese edition published by Takarajimasha, Inc.
Korean translation rights ©2021 by Three Wishes, Inc.

Korean translation rights arranged with Takarajimasha, Inc., Tokyo,
through Korea Copyright Center Inc., Seoul.

이 책은 (주)한국저작권센터(KCC)를 통한 저작권자와의 독점계약으로 세개의소원(주)에서 출간되었습니다.
저작권법에 의해 한국 내에서 보호를 받는 저작물이므로 무단전재와 복제를 금합니다.

누르면, 빠진다

1판 1쇄 인쇄 2021년 8월 9일
1판 1쇄 발행 2021년 8월 16일

지은이 히사시 유코
옮긴이 김혜영

발행인 박주란
디자인 김가희

등록 2019년 7월 16일(제406-2019-000079호)
주소 경기도 파주시 문발로 197 1층 102호
연락처 070-8957-7076 / sowonbook@naver.com

ISBN 979-11-91573-02-2 13510

꾹꾹 눌러서 라인을 만드는 초심플 다이어트!

누르면, 빠진다

히사시 유코 지음 | 김혜영 옮김

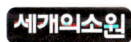

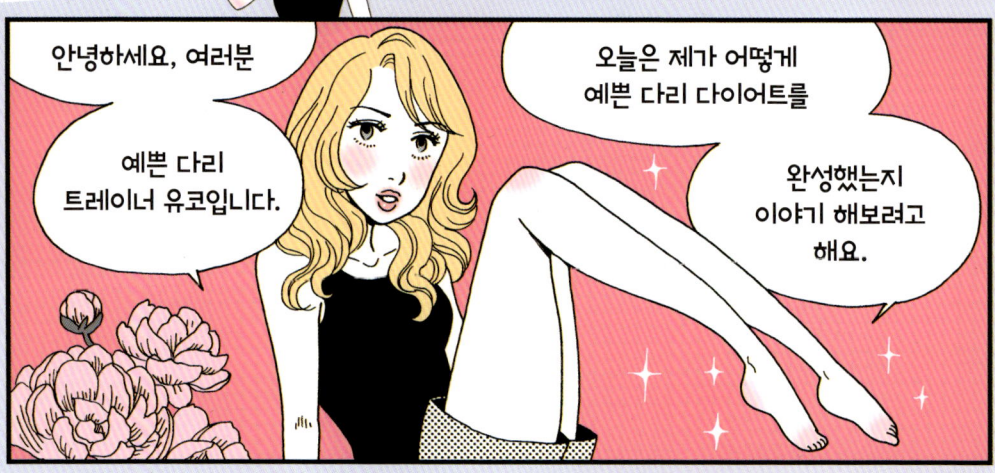
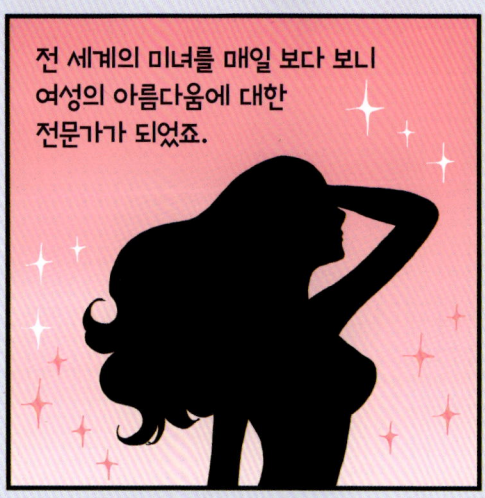
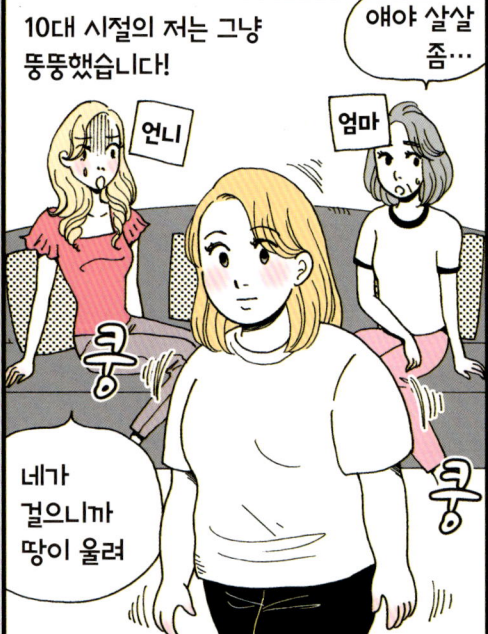

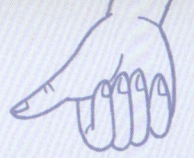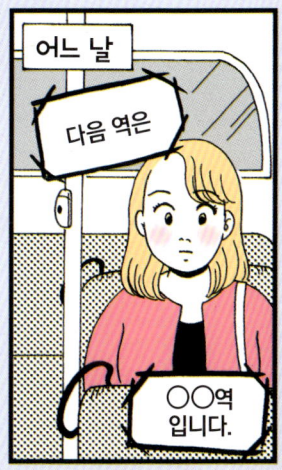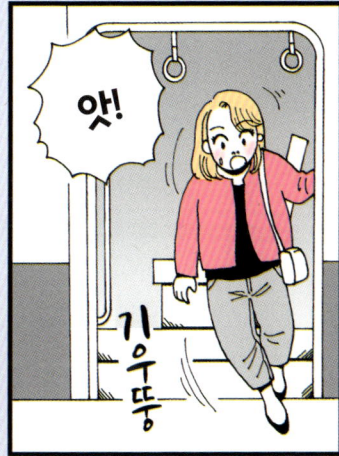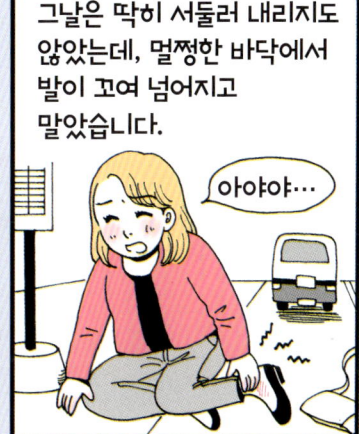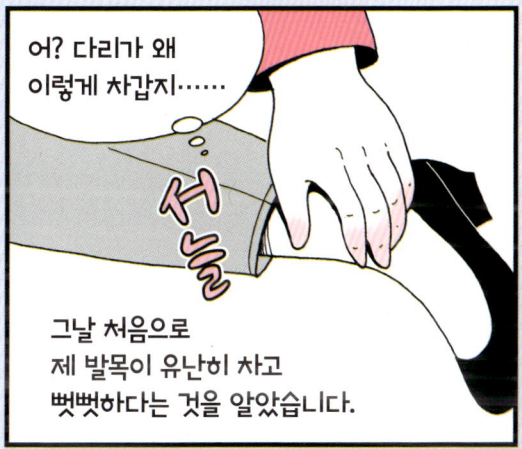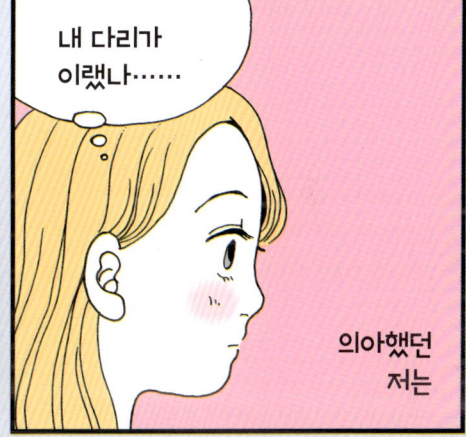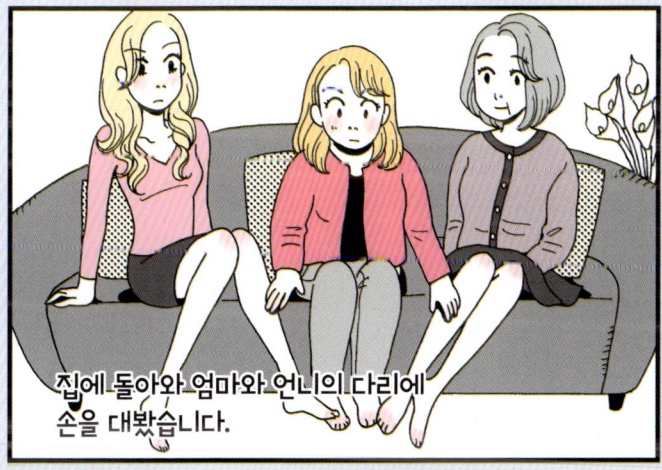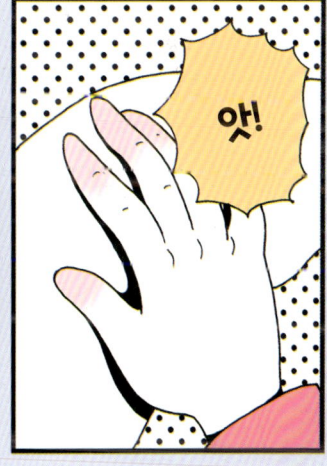

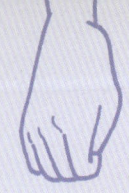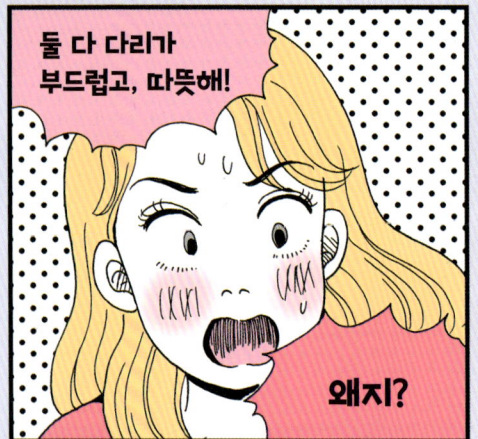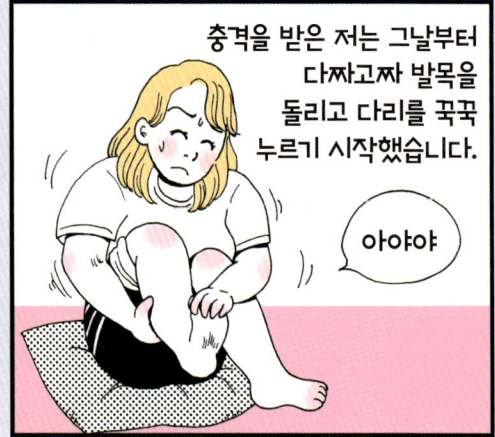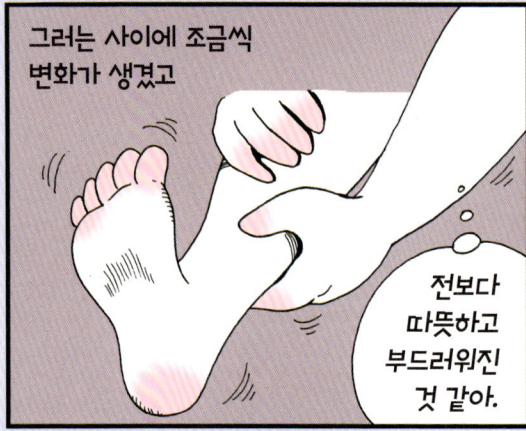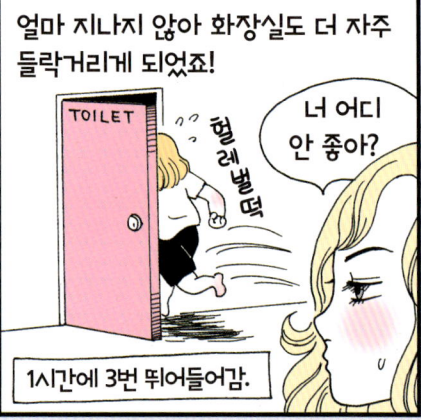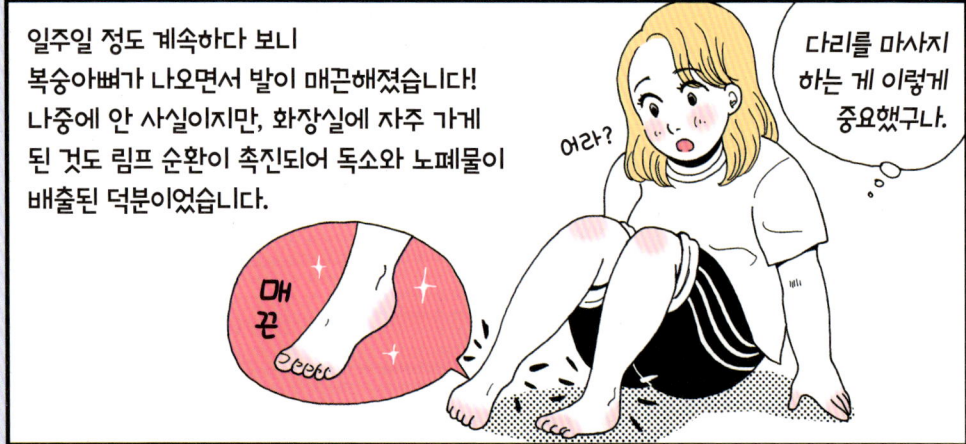

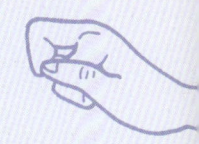
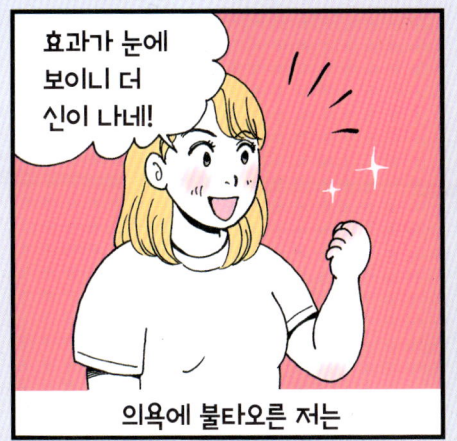
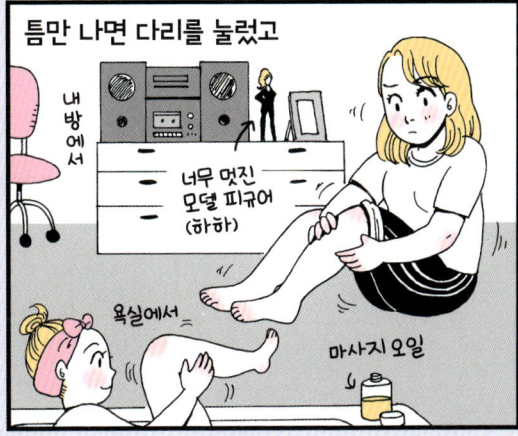
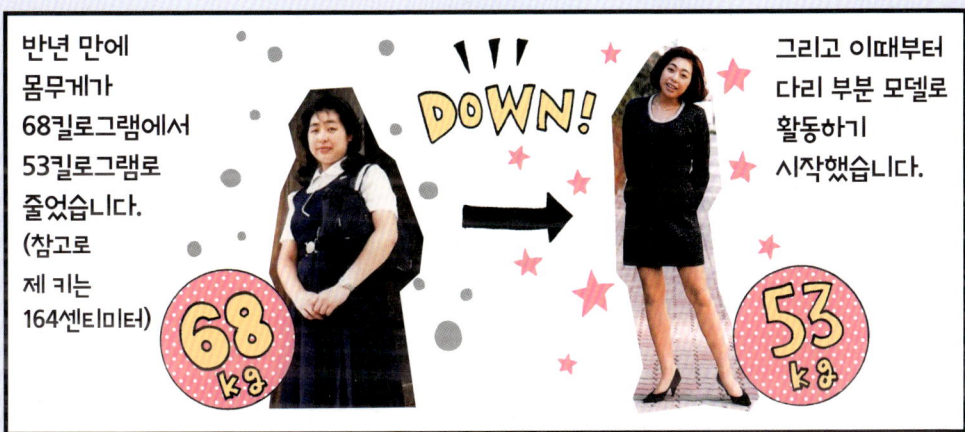
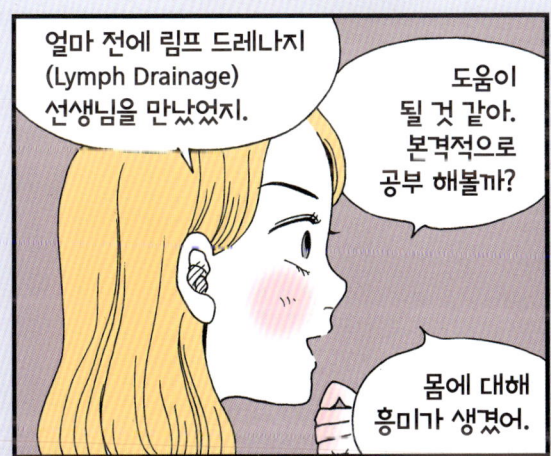
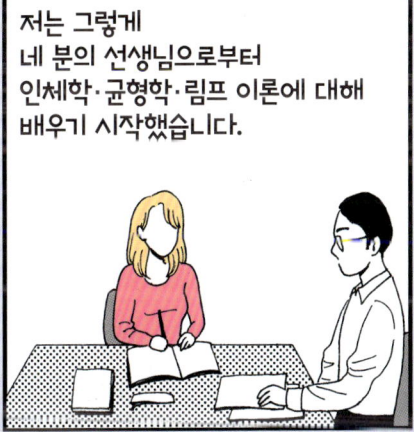

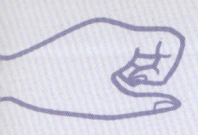
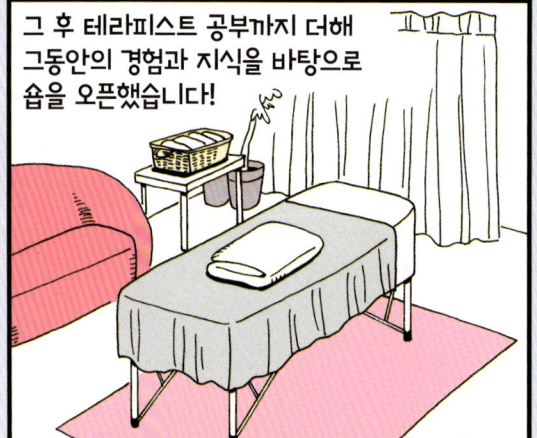
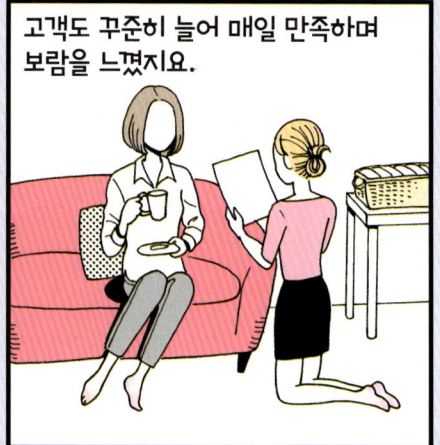
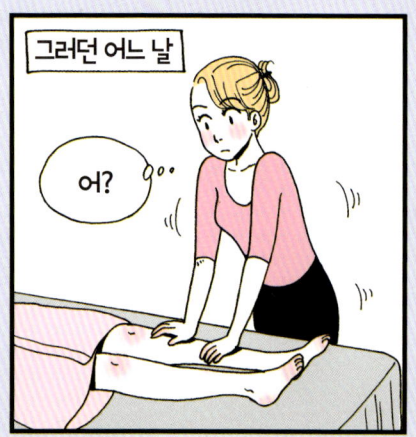
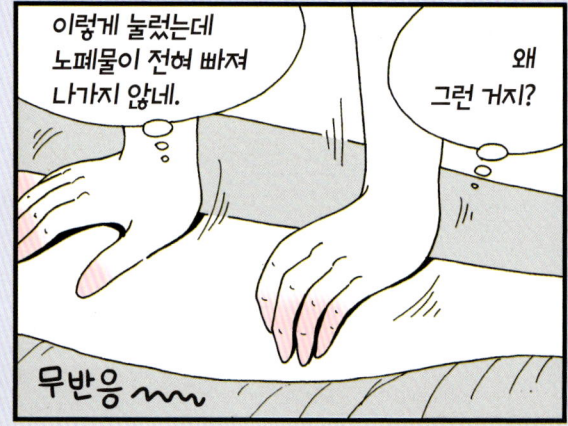
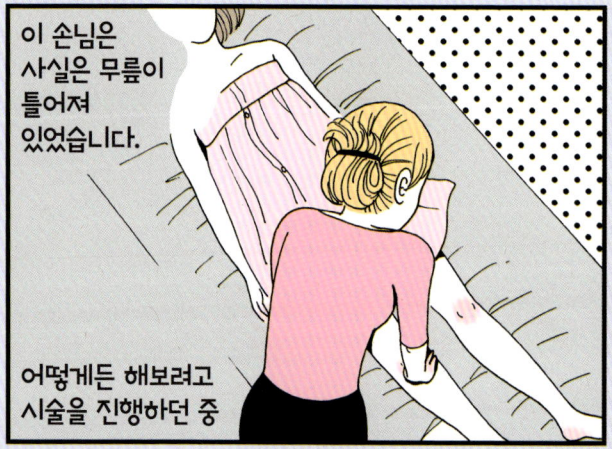
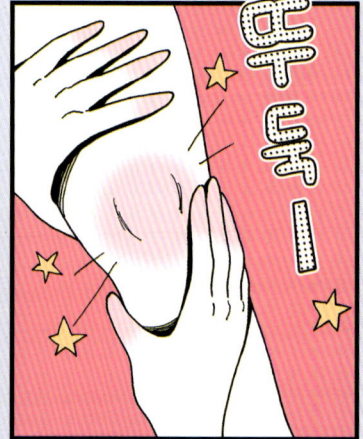

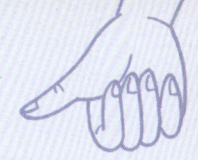
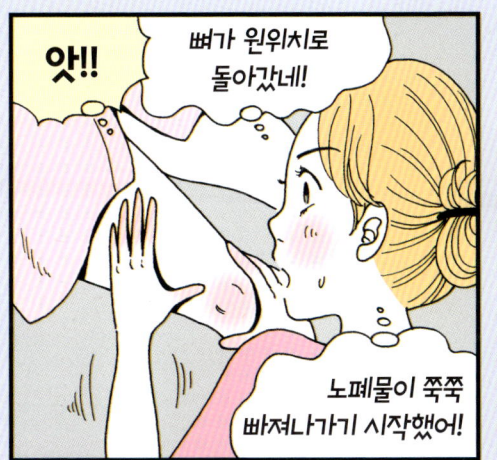
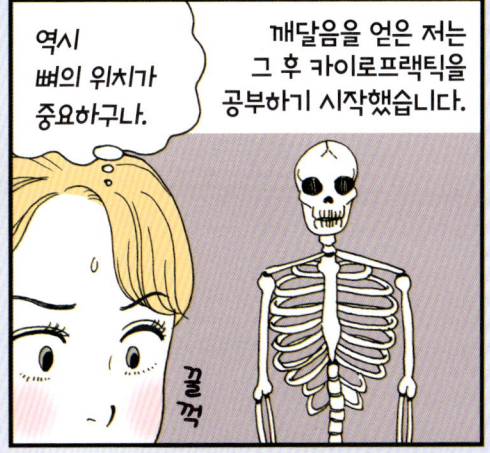
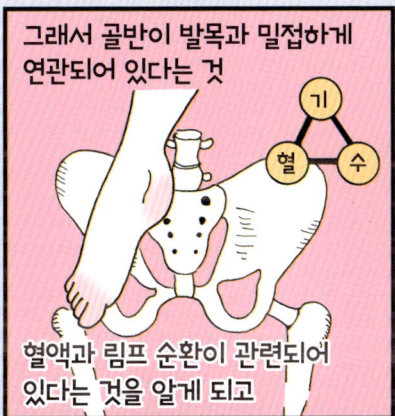
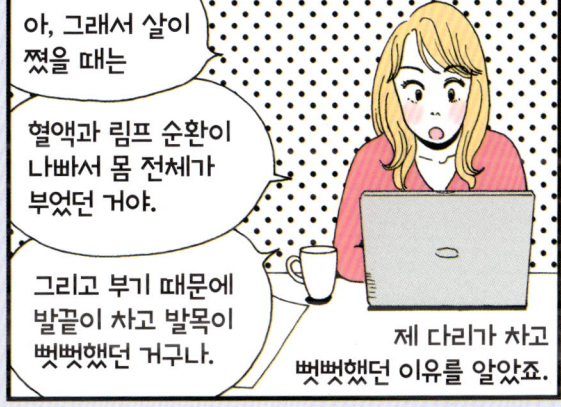
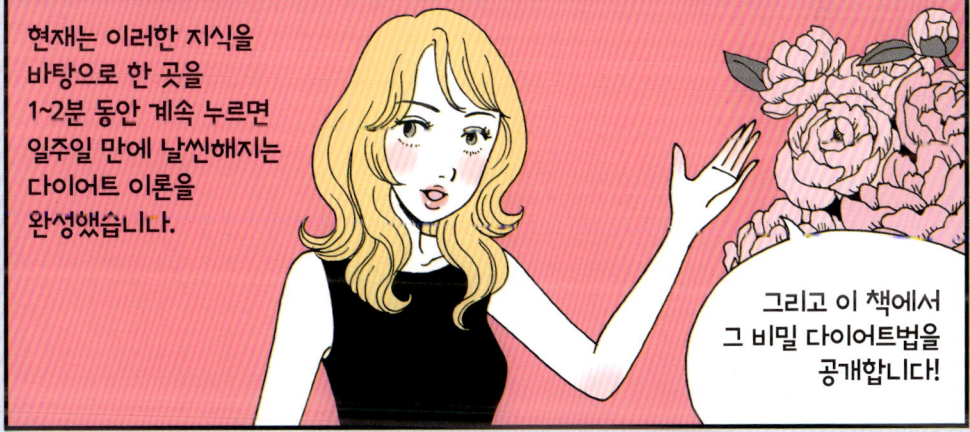

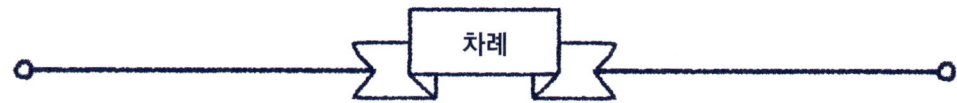

프롤로그 누르기만 했는데 내 몸이 이렇게 변하다니! — 4

누르면 빠지는 마법 같은 다이어트 — 14

왜 주무르기 아니라 누르기일까? — 18

일주일 만에 몸이 몰라보게 바뀐다 — 21

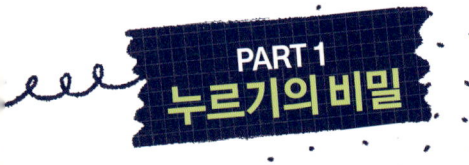

Secret 1 4가지 방식으로 누르니까 빠진다 — 26

Secret 2 림프가 순환하면 신진대사가 원활해진다 — 28

Secret 3 골격이 바로잡히면 보디라인이 확 달라진다 — 30

Secret 4 다이어트에서 벗어나 요요 없는 인생으로 — 32

누르기의 키워드 8 — 34

기본 누르기 방법 — 36

이 책의 활용법 — 38

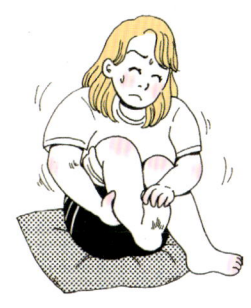
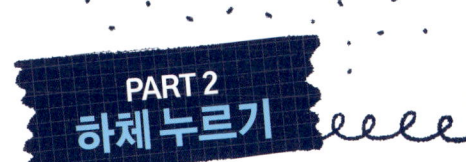

#01 허벅지를 가늘게 만든다 — 42

#02 뭉친 무릎을 풀어준다 — 44

#03 무릎 아래를 길게 늘인다 — 46

#04 가녀린 발목을 만든다 — 48

#05 퍼진 엉덩이를 탄력 있게 올린다 — 50

#06 쭉 뻗은 다리를 만든다 — 52

#07 가늘고 매끈한 종아리를 만든다 — 54

#08 다리 부기를 제거한다 — 56

#09 아름다운 엉덩이 라인을 만든다 — 58

#10 발의 원래 기능을 회복한다 — 60

COLUMN 알아두면 도움이 되는 발 반사구 — 62

PART 3 상체 누르기

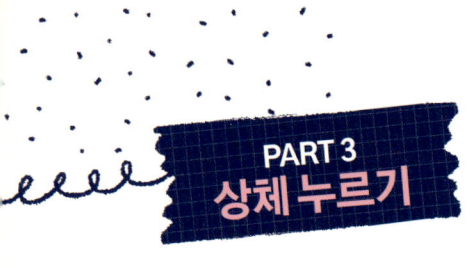

#11	잘록한 허리를 만든다	66
#12	아랫배를 홀쭉하게 만든다	68
#13	팔뚝 둘레를 반으로 줄인다	70
#14	등에 붙은 군살을 제거한다	72
#15	가늘고 긴 팔을 만든다	74
#16	가늘고 긴 손가락을 만든다	76
#17	허리 위치를 끌어올린다	78
#18	긴장한 어깨를 풀어준다	80
#19	우아한 목과 어깨 라인을 만든다	82
#20	아름다운 가슴을 만든다	84
COLUMN	에너지 충전과 보디라인을 완성하는 아로마 제품	86

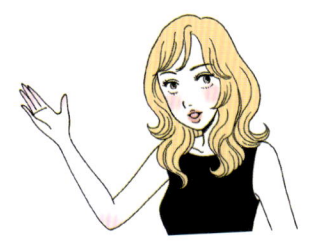

PART 4 얼굴 누르기

#21 매끈한 얼굴 라인을 만든다 90

#22 이중턱을 없앤다 92

#23 사각턱을 갸름하게 만든다 94

#24 얼굴 부기를 제거한다 96

#25 오뚝한 코를 만든다 98

#26 볼록하고 동그란 뺨을 만든다 100

#27 팔자주름을 관리한다 102

#28 눈가의 주름을 없앤다 104

#29 시원한 눈매를 만든다 106

#30 처진 목살과 복수름을 예방한나 108

COLUMN 얼굴 반사구로 알 수 있는 이상 증상 110

COLUMN 살 빠지는 몸이 되는 10가지 법칙 112

에필로그 114

누르면 빠지는
마법 같은 다이어트

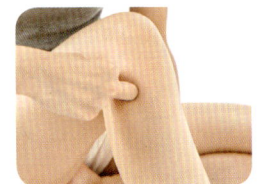
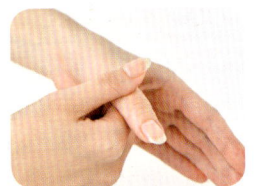
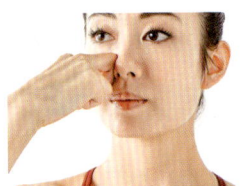

'○○했더니 살이 빠졌다!', '○○ 다이어트' 등 세상에는 무궁무진한 다이어트법이 있습니다. 저도 한때는 다이어트에 심취해 다양한 정보를 찾으며 파고든 적이 있습니다. 저에게도 뚱뚱보 시절이 있었기 때문이죠. 그 당시 사진을 본 사람들은 하나같이 "어?", "이게 누구야?" 하며 웃음을 터뜨립니다. 키 164센티미터에 몸무게 68킬로그램. 터질 듯한 얼굴에 토실토실한 몸. 물론 다리도 굵직해 예쁜 각선미와는 거리가 먼 뚱뚱한 체형이었습니다. 그랬던 제가 어떤 특별한 방법으로 6개월 만에 15킬로그램을 감량하고, 다리 모델을 할 정도로 다시 태어났습니다.

어떻게 6개월 만에 15킬로그램 감량 다이어트에 성공할 수 있었을까요? 그건 바로 누르기! 세 가지 변화를 가져온 '누르기' 덕분이었습니다.

① 혈액과 림프의 흐름이 원활해졌다

② 관절이 유연해졌다

③ 림프샘이 뚫렸다

당시 저는 몸의 구조와 메커니즘에 대해 전혀 몰랐습니다. 나중에 인체학과 해부 생리학을 공부하고 나서야 '누르기'를 통한 접근이 얼마나 중요했는지를 깨달았습니다.

현재 저는 다이어트 성공의 경험을 살려 테라피스트로서 체형 관리 프로그램을 진행하고 있습니다. 이 프로그램에서는 단순히 '주무르는' 것이 아니라

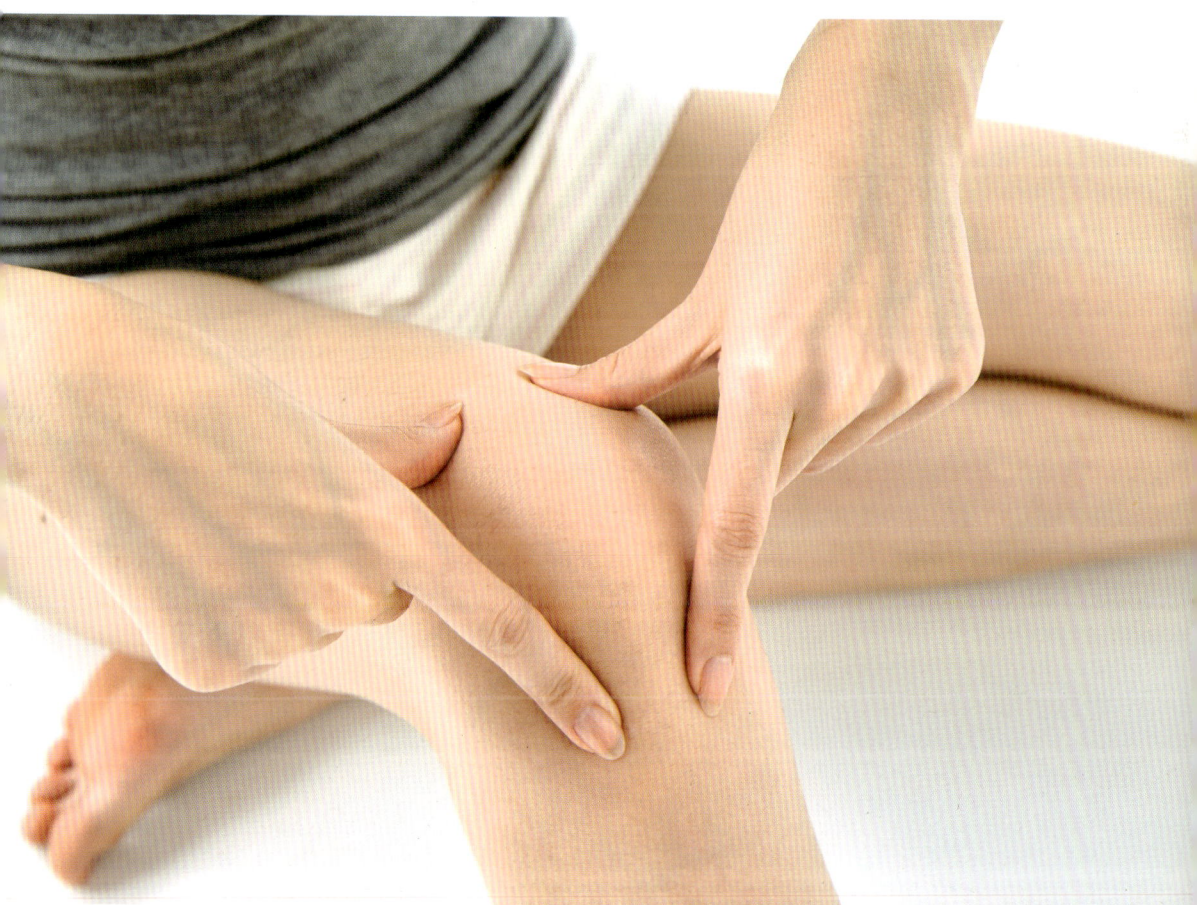

누르면서+돌리기, 누르면서+움직이기, 누르면서+쓸기, 누르면서+늘이기 등 '누르기'가 메인입니다. 누르기를 통해 단지 주무르는 것만으로는 얻지 못했던 엄청난 효과를 얻을 수 있기 때문이죠. 누르기는 겉모습만 가꾸는 것이 아니라 몸속 깊숙한 곳까지 접근하기 때문에 몸속부터 말끔하고 아름답게 날씬해질 수 있습니다.

제가 매일 실천하고 있는 셀프 케어도 '누르기'가 메인입니다. 저는 셀프 케어를 매일 꾸준히 해온 덕분에 몸이 온전히 균형을 되찾아 다이어트 이후로도 5킬로그램이 더 빠져서 총 20킬로그램을 감량할 수 있었습니다. 지금까지 요요 없이 스타일을 유지할 수 있는 것도 '누르는 관리'를 꾸준히 해온 덕분이라고 확신합니다. 제 몸뿐만 아니라 고객의 몸도 매일 이곳저곳 열심히 주무르다보니 저는 손가락 마디마디가 아프고, 팔뚝이 우람해졌다는 소리를 자주 듣습니다. 하지만 책에서 소개하는 누르기는 본인의 체중을 이용하는 경우가 많고, 얼굴처럼 세밀한 부분을 누를 때는 힘이 들어가지 않기 때문에 손이 아플 일이 없습니다. 누를 부위를 면으로 파악하기에 초보자도 쉽게 효과를 볼 수 있다는 장점도 있죠. 이 정도면 금손이 아니어도 쉽게 할 수 있을 것 같지 않나요?

누르는 시간은 10~15초가 기본입니다. 누르면 누를수록 당신 몸의 '다이어트 스위치'가 켜질 것입니다.

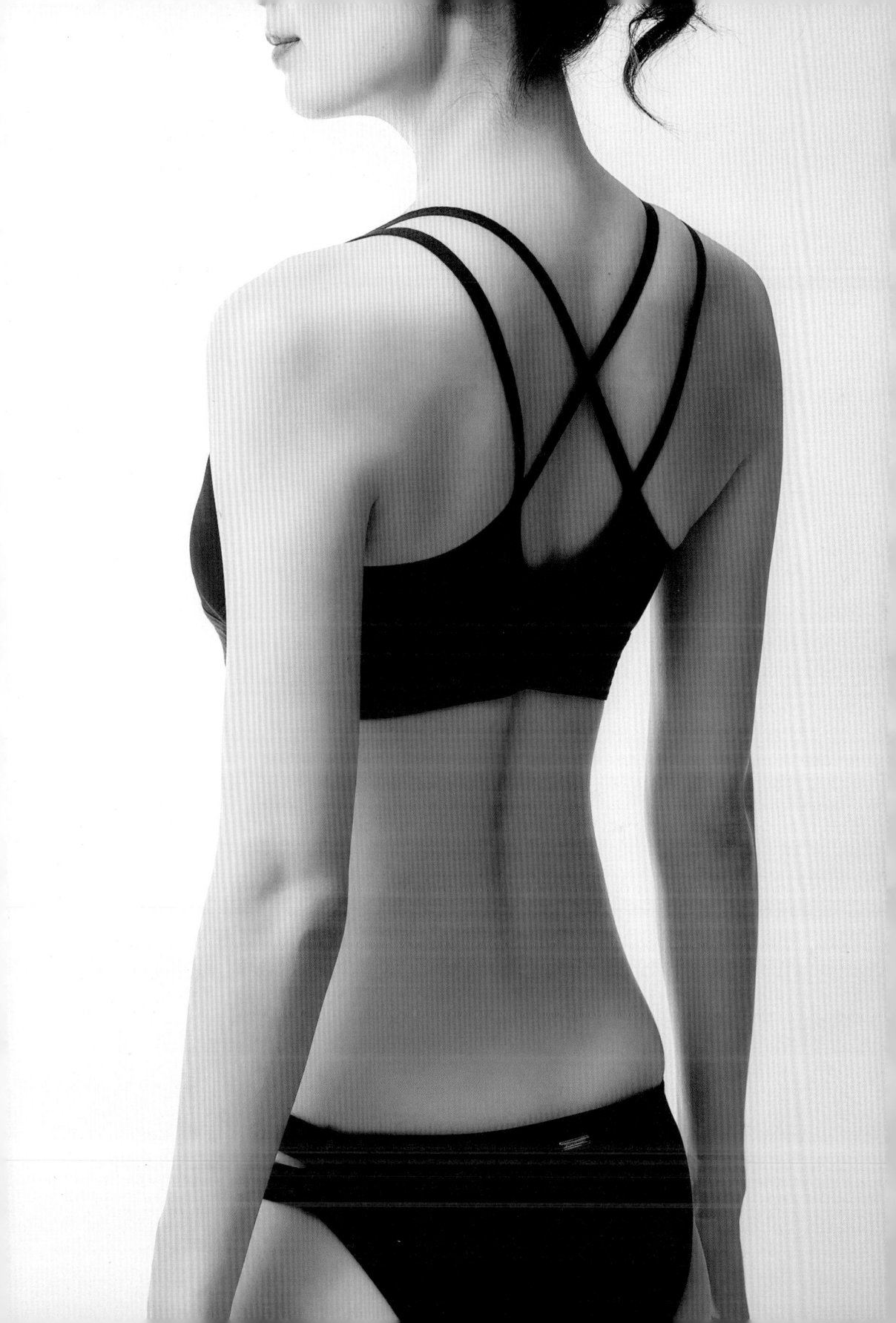

왜 주무르기 아니라
누르기일까?

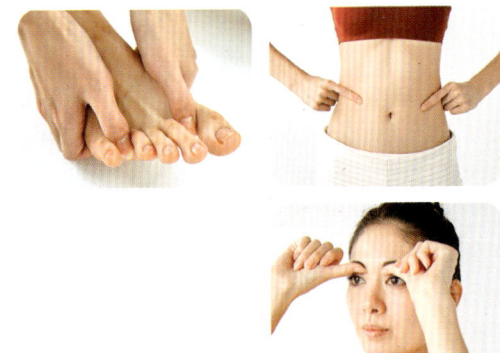

예전에 저는 오직 살을 빼겠다는 생각으로 적게 먹고 운동량을 늘렸지만 기대한 만큼 살이 빠지지 않았습니다. 그러다 단단해진 군살과 셀룰라이트를 잘 풀어주지 않으면 살은 빠지지 않는다는 이야기를 듣고, 죽기 살기로 몸을 주물렀습니다. 발바닥부터 종아리, 무릎 주변, 허벅지, 배 등 빠지는 곳이 없이 온종일 주물렀죠.

그러던 어느 날, 앞서 이야기한 것처럼 맨땅에서 발을 헛디뎌 넘어지는 일이 있었습니다. 그 일을 계기로 발목이 굳어있다는 것을 깨닫고 발목을 돌려 풀어주기 시작했습니다. 발목을 돌리다 보니 자연스레 복숭아뼈 쪽으로 손이 갔는데, 그 부위가 지렛목이 되어 발목의 운동 범위가 확대되었습니다. 누르기만 했는데 복숭아뼈 주위에 따뜻한 느낌이 감돌았고, 발목을 돌리면 돌릴수록 다리 전체가 따뜻해졌습니다.

그저 주무르기만 할 때는 느끼지 못했던 따뜻함을 경험하고, 저는 매일 마사지를 할 때 '누르기'를 추가했습니다. 그러자 그냥 주무를 때보다 확실히 살

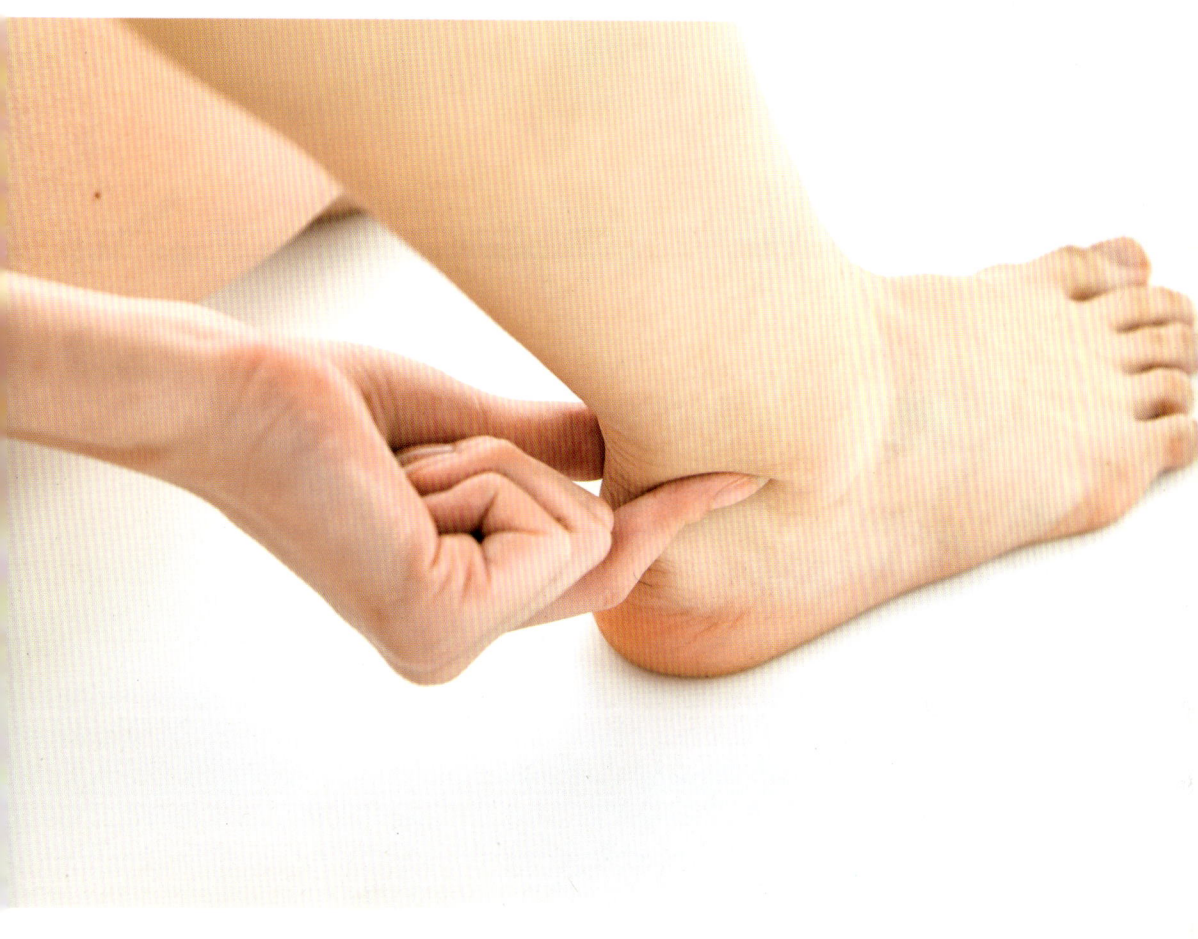

이 빠지고 피부에 탄력이 생겼습니다.

　누르기만 했는데 왜 살이 빠졌을까요? 그 이유를 알기 위해 전문 지식을 공부했고, 누를 때 생기는 자극이 림프와 혈액, 관절, 근육, 경혈, 반사구 등에 전해지면서 몸 전체의 흐름이 원활해지고 유연해졌다는 사실을 알게 되었습니다.
　림프와 혈액은 피부 아래의 얕은 곳부터 깊은 곳까지 고루 분포해 있으면서 발끝부터 머리끝, 장기에 이르기까지 서로 기능을 보완하면서 흐르고 있습니다. 그 흐름을 누르기로 촉진할 수 있습니다. 림프샘을 누르면 정체를 풀어 흐름을 원활하게 할 수 있고, 경혈과 반사구를 눌러 자극을 주면 몸의 불균형을 바로잡는 데 도움이 됩니다.

또 뼈 주위를 정확하게 누르면 관절을 이완하고 틀어진 곳을 교정할 수 있으며, 근육을 자극하면 근육을 올바른 위치로 되돌리거나 피로 물질을 제거하고 산소를 들여보내 양질의 근육을 만들 수도 있습니다.

누르기로 특히 효과를 얻을 수 있는 것이 관절 관리입니다. 우리 몸 전체에는 약 260곳의 관절이 있는데, 누르기를 통해 돌리거나 움직여 쉽게 풀어줄 수 있습니다. 관절이 유연해지면 림프와 혈액의 흐름이 촉진되어 노폐물과 독소를 배출할 뿐 아니라 몸도 따뜻해집니다. 정말이지 인체는 참 신비롭습니다. 여기에다 경혈과 반사구를 누르면 그 작용은 더욱 촉진됩니다.

몸을 누르면 주무를 때는 다다르지 못했던 깊숙한 부분까지 꼼꼼히 관리할 수 있어 몸 상태를 최상으로 끌어올릴 수 있습니다.

몸은 전부 연결되어 있습니다. 어떤 동작이든 반드시 연동·연쇄의 상호작용이 일어나는 몸의 메커니즘을 이해하고, 단 10~15초만 누르면 바로 나타나는 몸의 변화를 여러분도 꼭 경험해보기 바랍니다.

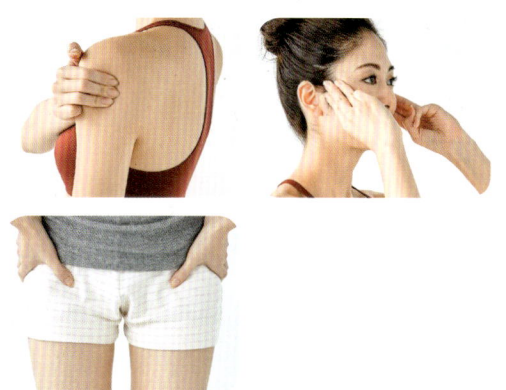

일주일 만에 몸이 몰라보게 바뀐다

이 책에서는 '하체, 상체, 얼굴' 세 부분으로 나눠 누르는 방법을 소개합니다. 하체부터 시작하는 이유는 몸의 토대가 되는 발부터 바로잡는 것이 중요하기 때문입니다. 발을 제대로 관리하지 않은 채 상체나 얼굴을 관리해도 효과가 오래가지 못합니다.

가장 중요한 발 바로잡기부터 시작하는 '누르기 다이어트'는 하루 한 곳을 1~2분씩 누르는 것으로 몸속부터 리셋합니다. 일주일만 지나면 분명 몸의 변화를 실감할 것입니다.

PART 2 하체 누르기에서는 발바닥과 발복, 종아리를 집중적으로 관리합니다. 발바닥과 발목 주위에는 반사구(각종 장기와 부위로 이어지는 말초 신경이 모인 곳. 62쪽 참고)가 많아, 누르기로 자극을 주면 몸의 각 부위와 장기, 약해져 있는

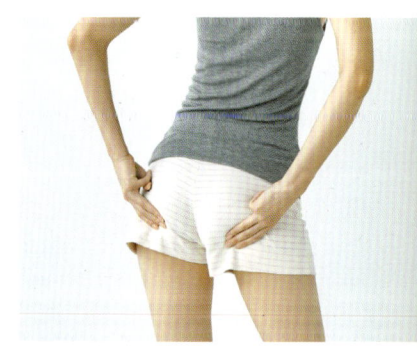

부분과 기능이 저하된 곳까지 영향을 줄 수 있습니다. 또 종아리에는 몸의 순환을 원활하게 하는 경혈이 많습니다. 상체의 불균형을 개선하는 경혈, 호르몬에 작용하는 경혈을 자극하며 전신 관리로도 이어집니다.

PART 3 상체 누르기에서는 나이가 오롯이 드러나는 목과 어깨 라인을 관리합니다. 목과 어깨 주변에는 귀밑샘 림프샘과 쇄골 림프샘, 겨드랑이 림프샘 등 큰 림프샘이 집중되어 있어 누르기로 림프를 자극하면 체액의 순환을 원활하게 해 신진대사를 높일 수 있습니다. 가슴과 허리는 물론 팔뚝과 등 관리를 동시에 할 수 있어 전신 관리로 이어집니다.

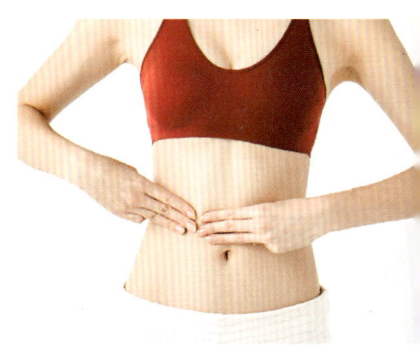

PART 4 얼굴 누르기에서는 얼굴을 변화시키는 관리법을 모아두었습니다. 팔자주름, 울퉁불퉁한 얼굴 라인 같은 고민 해결뿐 아니라, 코 높이기, 뺨 채우기 등 상상만으로도 기분 좋은 관리법도 소개합니다. 얼굴 뼈 주변에 고여 있는 노폐물을 누르기로 풀어서 흘려보내면, 뼈가 드러나면서 놀라울 정도로 입체적인 이목구비를 만들 수 있습니다.

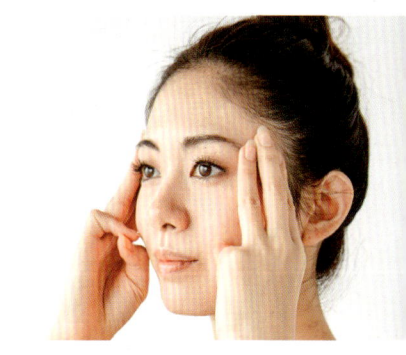

몸속의 '다이어트 스위치'를 효과적으로 자극하기 위해서는 우선 하체 관리부터 시작하기를 추천합니다. 특히 발바닥과 발목, 종아리 관리를 한 뒤에 상

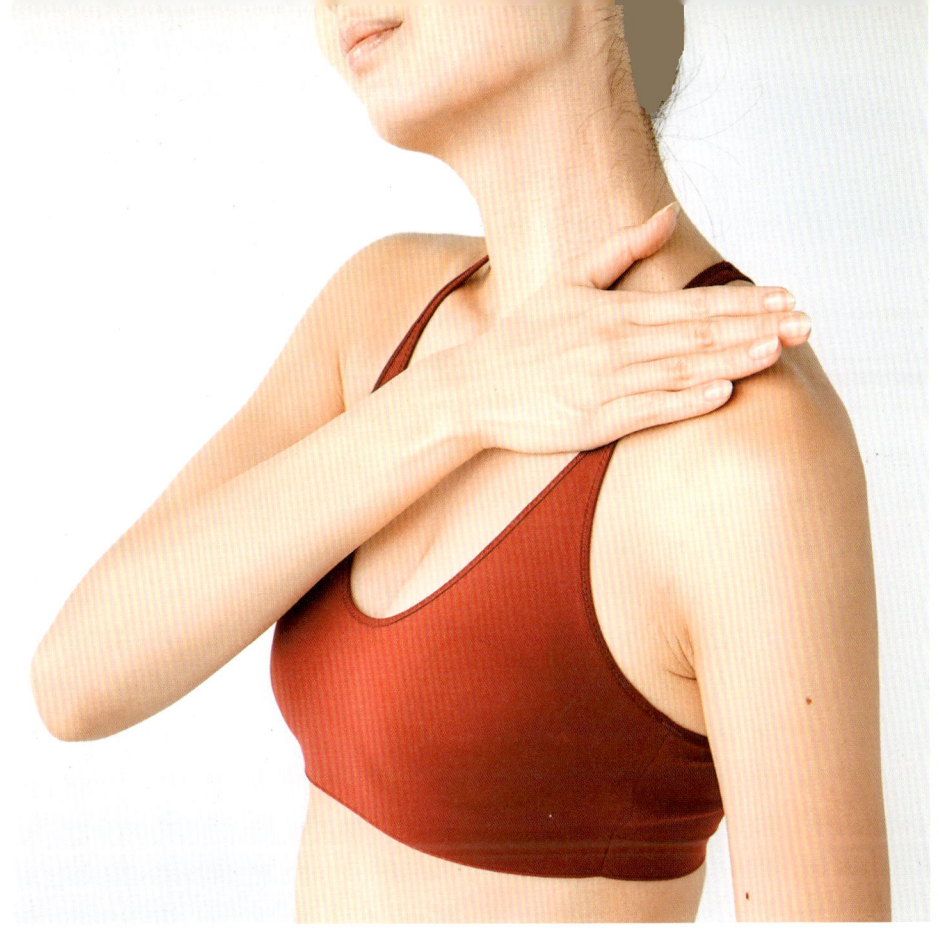

체로 올라가면 효과가 더욱 높아집니다.

얼굴 관리는 목이 중심이 되므로 귀 아래에서 쇄골까지, 또 턱 아래를 충분히 자극한 뒤에 실시하면 효과가 배가 됩니다. 따라서 얼굴은 다른 관리가 끝난 마무리 단계에서 실시하면 좋습니다.

안정과 피로 회복에 도움이 되는 오일 제품을 사용하는 것도 좋습니다. 따뜻한 오일이나 크림을 듬뿍 발라, 누를 때 생기는 피부 마찰은 줄이고 림프를 풀어서 흘려보내세요.

하루 한 곳, 1~2분이면, 일주일 만에 눈에 띄는 변화를 느낄 수 있습니다.

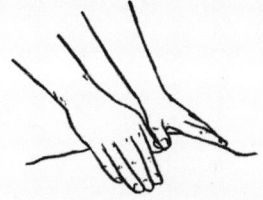

당신도 시작하세요.

―――○―――

누르기만 했는데
내 몸이 이렇게 변하다니!

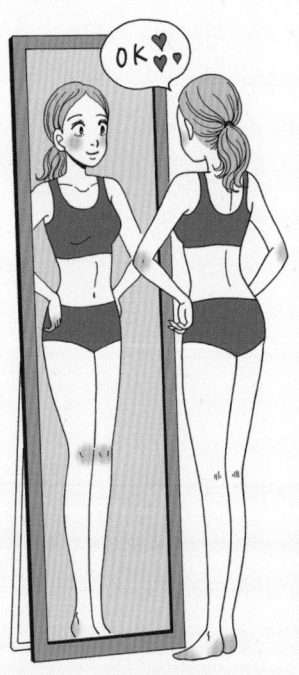

PART 1

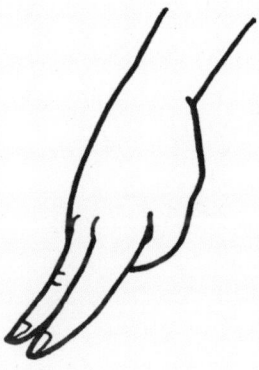

누르기의 비밀

누르기의 효과는 피부 표면에 그치지 않고 깊숙한 곳까지 다가갑니다.

혈액·림프·관절·경혈·반사구 등은 물론

뼈의 가장자리를 눌러 조각하듯 모양을 바로잡는 동시에

혈액과 림프의 흐름을 촉진합니다.

과학적인 방법으로 아름답게 살이 빠집니다.

4가지 방식으로
누르니까 빠진다

다이어트의 핵심은 림프, 혈액, 관절, 반사구입니다. 이들을 눌러 자극해서 뭉친 곳은 풀어주고, 흐름을 촉진하면 기능이 원상태로 돌아가 신진대사가 원활해져 살이 빠집니다. 또 근육이나 근막을 누르면 전신이 이완되고 체중 감량 효과가 높아지므로 신경써서 자극합니다.

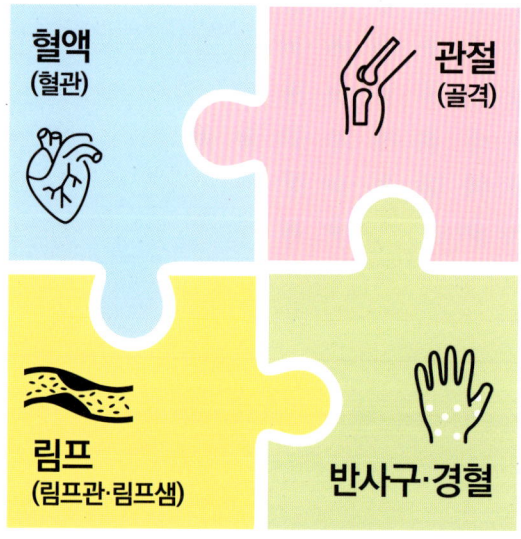

혈액(혈관)

혈액은 온몸에 산소와 영양을 운반한 뒤 심장으로 돌아올 때 노폐물을 회수합니다. 혈관은 약 10만 킬로미터. 지구를 두 바퀴 반 돌 수 있는 길이로, 약 1분이면 온몸을 돌아 심장으로 돌아오는 속도로 흐릅니다. 혈액 순환이 좋아지면 체온도 높아집니다.

림프(림프관·림프샘)

림프는 몸속의 하수도 역할을 해서 혈액이 다 회수하지 못한 노폐물을 회수합니다. 림프는 느릿느릿하게 흘러 체내를 한 바퀴 도는 데 6~8시간이나 걸립니다. 림프의 흐름이 원활해지면 부종과 냉증도 해소됩니다.

관절(골격)

관절은 뼈와 뼈를 잇는 중요한 연결 부위입니다. 우리 몸 전체에 뼈는 200~206개이지만 관절은 260군데나 있습니다. 관절을 제대로 쓰면 운동 범위가 확대되어, 동작이 부드러워지고 혈액과 림프의 흐름이 원활해집니다. 심장에서 멀리 있어 중력의 영향을 받기 쉬운 발과 발목 관절은 특히 신경써서 관리해야 합니다.

반사구·경혈

반사구는 면, 경혈은 점이라는 차이가 있습니다. 면은 혼자서도 위치를 찾기 쉬워 셀프 케어에 적합합니다. 몸이 뻣뻣하고 경직되어 있다면 상태가 좋지 않다는 신호이니 그냥 지나치지 마세요.

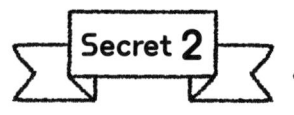

림프가 순환하면
신진대사가 원활해진다

흔히 림프는 피부에 많이 분포되어 있어 피부를 가볍게 문지르는 것만으로도 림프의 흐름이 촉진된다고 합니다. 틀린 말은 아니지만, 평소에 고객을 시술하다 보면 이미 현대인은 어루만지는 정도로는 림프를 원래의 상태로 되돌리기는 어려운 상태라는 생각이 들곤 합니다.

'림프샘'은 림프관이 합류하는 지점으로, 몸속에서 필터 역할을 맡고 있습니다. 이 림프샘을 누르기로 자극해 뚫어주는 것이 중요합니다. 림프샘은 온몸에 600개가량 있는데, 대표적인 림프샘으로 귀밑샘 림프샘, 쇄골 림프샘, 겨드랑이 림프샘, 복부 림프샘, 서혜부 림프샘, 슬와 림프샘이 있습니다.

림프는 피부를 문지르거나 주무르는 것보다 해당 위치를 수직으로 눌러줘야 효과적으로 흐름이 촉진됩니다. 체내의 노폐물은 림프관을 따라 배출되는데, 그 과정에서 반드시 림프샘을 지납니다. 림프를 의식하면서 꾸준히 마사지하는 데도 부종이 해소되지 않거나 다리가 가늘어지지 않는다면 애초에 노폐물이 림프샘으로 들어가지 못했거나, 림프샘에 정체가 생겨 빠져나가지 못하는 두 가지 이유 중 하나입니다.

림프샘은 필터처럼 찌꺼기가 쌓이면 막혀서 잘 흐르지 않고 그대로 쌓입니다. 그렇게 쌓인 피로 물질을 제거하기 위해서도 림프샘을 뚫어주듯이 누르는 것이 중요합니다.

림프의 흐름이 원활해지면 노폐물이 배출되고 순환이 잘 되어 감량의 핵심인 신진대사가 효율적으로 높아집니다.

또 혈액 순환도 좋아지므로 잘 붓지 않고 냉증이 개선됩니다.

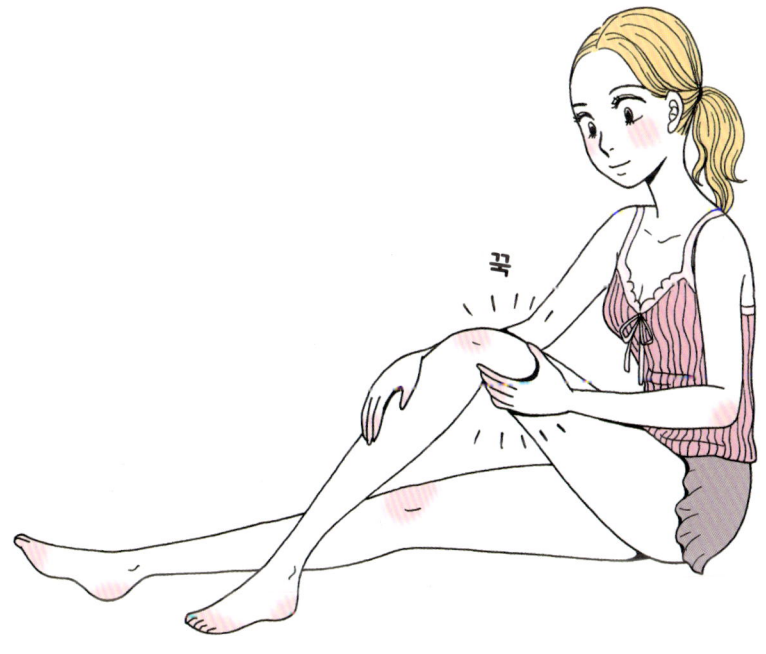

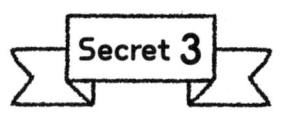

골격이 바로잡히면
보디라인이 확 달라진다

우리 몸은 200~206개의 뼈로 이루어져 있는데 이 뼈가 몸을 지탱합니다. 그리고 뼈와 뼈를 잇는 관절 덕분에 복잡한 동작을 자유자재로 수행할 수 있습니다. 관절을 제대로 사용하면 관절의 운동 범위가 확대되어 움직임이 부드러워집니다.

발을 보면 이해하기 쉽습니다. 발에는 복숭아뼈부터 발끝까지 28개의 뼈가 있는데, 이들을 이어주는 관절이 많아 발 관절도 손과 마찬가지로 다양하고 복잡한 동작이 가능합니다. 발목이 뻣뻣해지면 예전의 저처럼 맨땅에서 발을 헛디뎌 넘어지고 발목을 잘 삐게 됩니다. 그뿐만 아니라 발끝까지 혈액 순환이 원활하지 않아 수족냉증으로 고생하기도 하죠.

평소에는 의식할 일이 별로 없지만, 우리가 어떤 동작을 할 때는 반드시 '뼈의 연쇄 운동'이 일어납니다.

쉽게 말하면 한 부분이 움직이면 다른 부분도 따라 움직이는 특성인데, 서

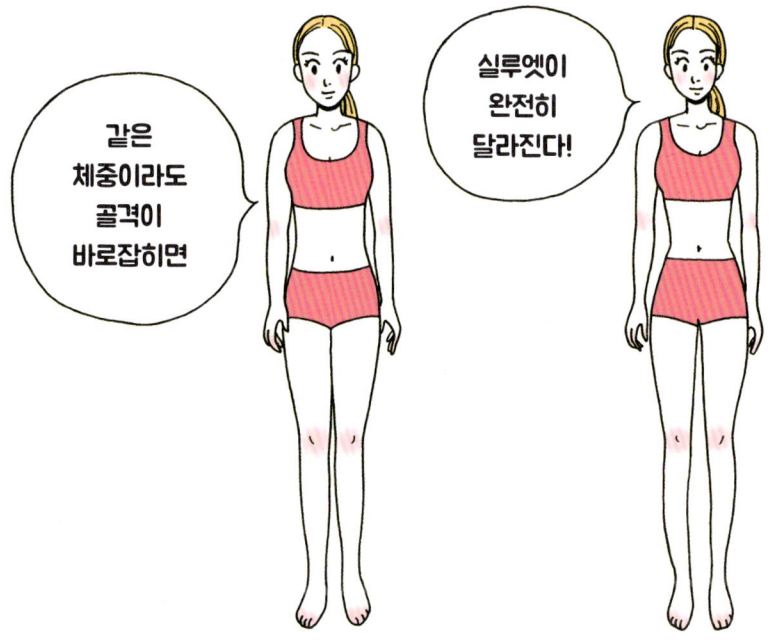

있는 상태에서 고관절을 안쪽으로 돌리면 자연스럽게 무릎과 발목도 같이 안쪽으로 돌아가는 것을 말합니다. 뼈의 모양과 관절의 구조에 따라 이렇게 움직이는 것이죠.

이러한 특성 때문에 특정 관절을 누르면 이완되면서 움직임이 부드러워지고, 움직임이 부드러워지면 틀어져 있던 골격 자체가 사사 원래의 위지를 찾아갑니다.

골격이 바로잡히면 보디라인도 자연스럽게 정돈되기 때문에, 같은 체중이더라도 눈으로 보기에는 전혀 달라 보입니다. 게다가 뭉친 곳이 풀어져 자연스럽게 군살이 빠지고, 살이 점점 더 잘 빠지는 몸이 됩니다.

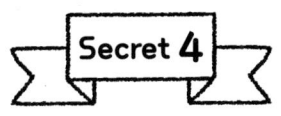

다이어트에서 벗어나
요요 없는 인생으로

혹시 감량 후 찾아온 요요 현상으로 다시 다이어트를 한 적 있으신가요? 다이어트를 꾸준히 하지 못하는 이유는 효과를 체감하지 못하기 때문입니다. 그리고 살이 다시 찌는 이유는 어딘가 무리가 가고 있다는 뜻이고요. 이제 인생 마지막 다이어트를 시작해보면 어떨까요?

제가 생각하는 올바른 다이어트란 이상적인 몸을 만들고, 그 몸을 평생 유지하는 것입니다. 누르기를 기본으로 한 셀프 케어가 바로 그 마지막 다이어트를 실현해줄 것이라고 확신합니다.

이 책에서 소개하는 내용은 제가 실제로 매일 실천하고, 또 신경쓰이는 부분을 발견했을 때 집중적으로 실시하는 관리법으로 누구든 쉽게 따라 할 수 있습니다.

무엇보다 몸의 구조와 메커니즘에 따른 관리여서, 효과를 금방 체감한다는 것이 핵심입니다. 몸속부터 개선하는 접근 방식으로 효과가 오래 유지된다는 것도 특징입니다.

다이어트를 시작했다면 이상적인 몸을 만들고 나서 평생 유지할 수 있도록 '규칙'을 만들어보세요. 이때 규칙은 간단해서 습관화할 수 있어야 합니다. 규칙만 몸에 밴다면 평생 요요 없는 몸이 가능해집니다. 밥먹듯이 요요를 반복하던 제가 이제는 20년 넘게 스타일을 유지하고 있는 비결도, 임신·출산 후에 체중 변동이나 보디라인이 흐트러지지 않은 것도 다 이 규칙 덕분입니다. 규칙이 궁금한 독자라면 먼저 112~113쪽을 참고해주세요.

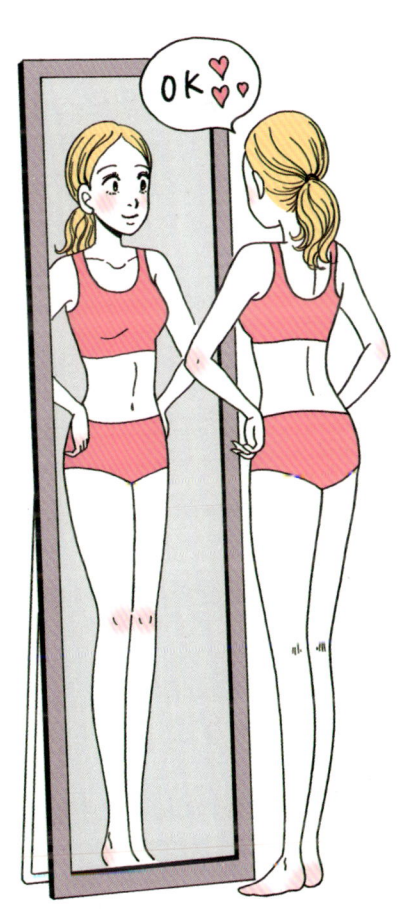

요요가 반복되면 확실히 살 빼기가 어려워집니다. 요요 현상이 나타날 때는 피하지방이 늘기 쉬운데, 배에 끈질긴 지방이 붙으면 원래 체형보다 더 불어버릴 가능성마저 있습니다. 지방에다 셀룰라이트까지 늘어나죠.

자, 이제 인생의 마지막 다이어트를 시작해볼까요?

누르기의 키워드 8

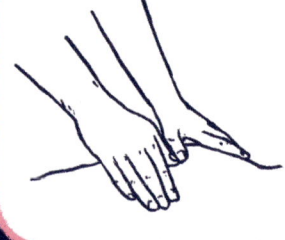

카빙은 '조각하다', '새긴다'는 뜻입니다. 이책에서 소개하는 다이어트 방법은 주무르기보다 '누르기'입니다. 누르기로, 조각하듯이 주변부터 서서히 형태를 만들어가는 것이 중요합니다.

✱ KEY WORD 1 ✱ 시간대

목욕 후나 스트레칭 후가 베스트.
몸이 따뜻해졌을 때 덜 아프고, 하기 쉽고,
순환이 잘 됩니다.

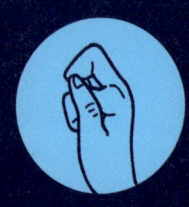

✱ KEY WORD 2 ✱ 장소

어디서든 가능합니다.
누를 포인트만 기억하고 있다면 사무실이나
지하철에서도, 다른 일을 하면서도 할 수 있습니다.

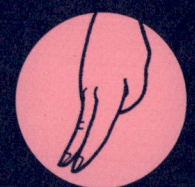

✱ KEY WORD 3 ✱ 누르는 시간

한 곳을 10~15초를 기준으로 지그시 누릅니다.

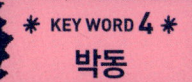
* KEY WORD 4 *
박동

제대로 눌러서 뛰는 듯한 혈액의 흐름이 느껴진다면 좋습니다.

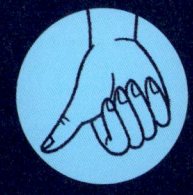

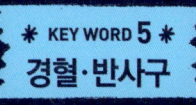
* KEY WORD 5 *
경혈·반사구

경혈과 반사구도 기억해 효율적으로 접근합니다.

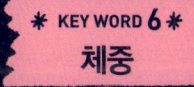
* KEY WORD 6 *
체중

손가락 힘이 아니라 **체중을 실어** 누르면 편하게 누를 수 있습니다.

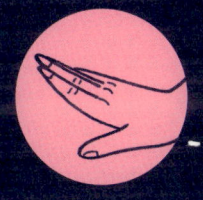

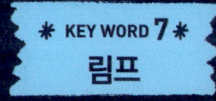
* KEY WORD 7 *
림프

림프의 흐름을 느끼면서 누르면 효과를 더 체감할 수 있습니다. 림프에 의식을 집중히는 습관을 들입니다.

* KEY WORD 8 *
가벼운 느낌

뻐근함이 사라지고 **림프와 혈액의 흐름이 원활해지면** 순간적으로 몸이 가벼워집니다. 이 느낌이 가장 중요합니다!

기본 누르기 방법

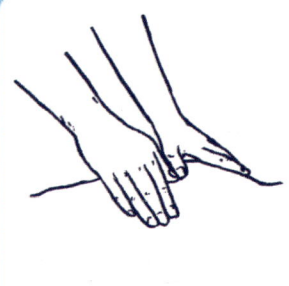

부위마다 손가락 모양을 달리하면 효과가 더 올라갑니다. 마사지를 하면서 손이나 손가락이 아팠던 경험이 있을 것입니다. 손과 손가락을 바르게 쓰지 못했다는 증거죠. 제대로 하면 힘은 덜 들고 효과는 배가 됩니다. 누르는 시간은 한번에 10~15초가 기준입니다.

1 엄지 누르기

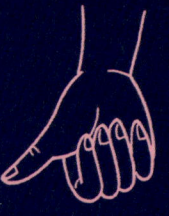

엄지 지문 부분을 이용해 지그시 깊숙이 누른다.

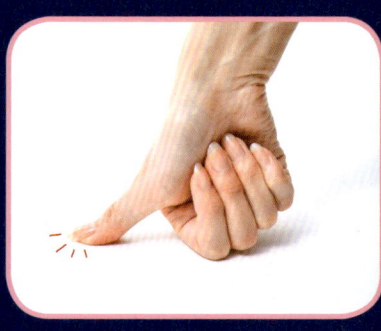

2 손바닥 누르기

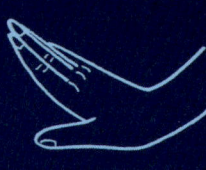

손바닥 아래쪽 반을 이용해 끝까지 꾹 누른다.

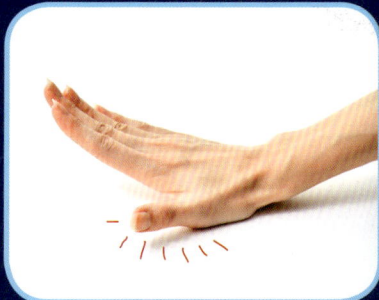

3 엄지&검지 누르기

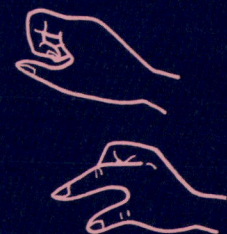

엄지와 검지 끝 또는 두 번째 관절로 두 지점을 동시에 누른다.

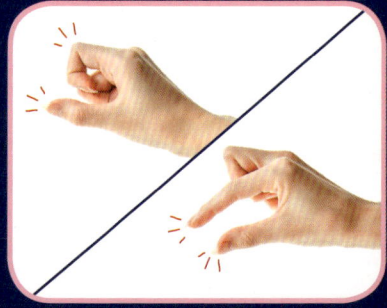

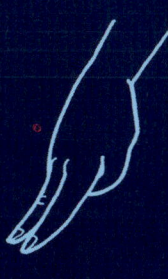

4
검지&중지, 약지 누르기

검지와 중지, 약지 지문 부분으로 세 지점을 동시에 누른다.

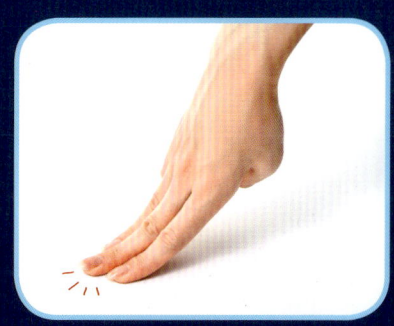

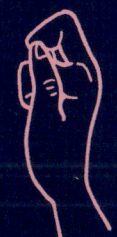

5
중지 갈고리 누르기

중지의 두 번째 관절을 이용해 끝까지 꾹 누른다.

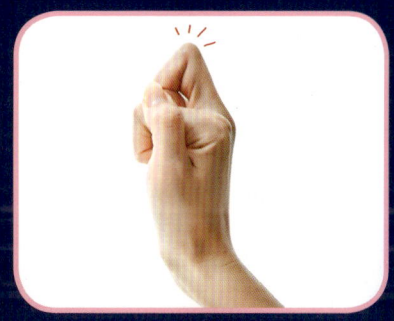

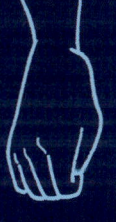

6
두 번째 관절 누르기

검지·중지·약지·소지의 두 번째 관절로 넓은 범위에 접근한다.

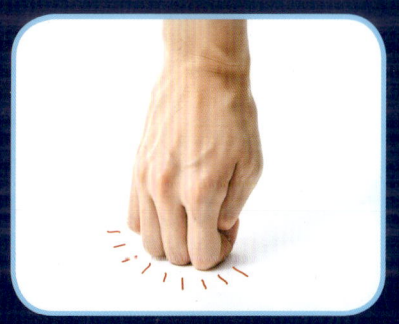

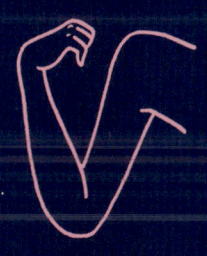

7
팔꿈치 누르기

어깨에 체중을 실어 깊숙이 누른다.

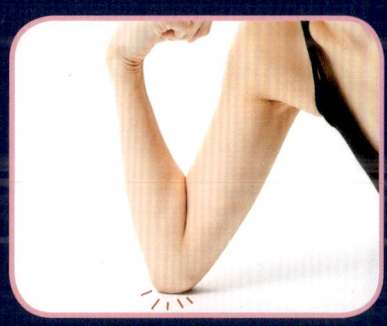

이 책의 활용법

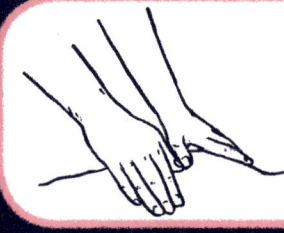

이 책에서는 몸을 상체, 하체, 얼굴 세 부분으로 나누어 누르는 방법을 소개합니다.

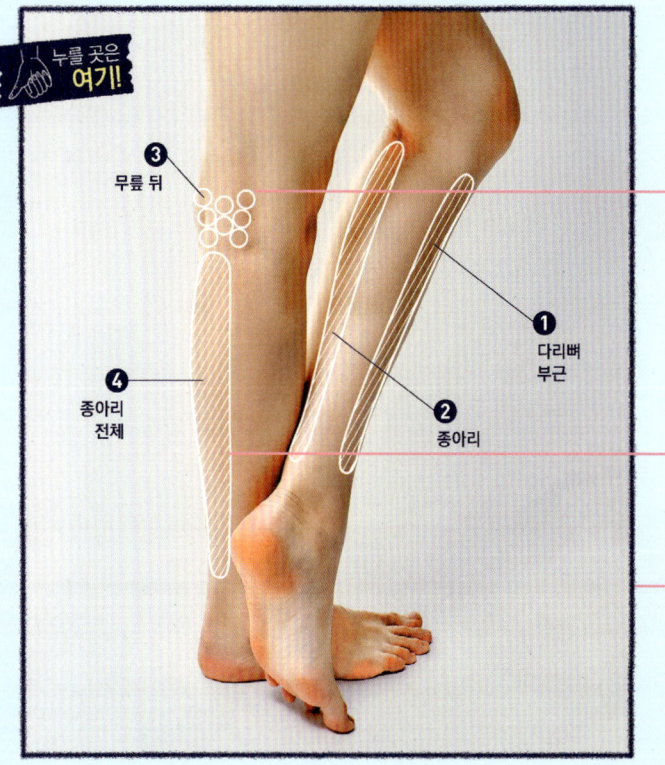

- **파트**
  하체, 상체, 얼굴 세 파트에 각각 10개씩 '누르기' 메뉴가 있습니다.

- **시간**
  한곳을 10~15초씩 누르면서 실시했을 때 1세트 기준 시간입니다. 이상적인 횟수는 1세트 5회이지만, 시간이 없는 날은 1세트 1회로도 OK.

- **한 지점을 집중적으로 누를 때**

- **넓은 부위를 누를 때**

- **누르는 부위 MAP**
  목적에 따라 누를 부위를 소개합니다. 한 지점만 꾹 누를 때와 림프의 흐름에 따라 광범위하게 누를 때가 있으므로 MAP을 유심히 봐주세요. 마구잡이로 누르면 효과가 없습니다.

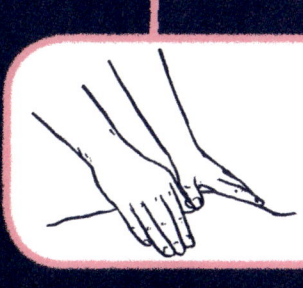

살을 빼고 싶은 부위나 고민에 따라 먼저 왼쪽 페이지에서 누르기 부위를 확인합니다. 그리고 오른쪽 페이지의 누르는 방법을 보면서 따라합니다. 익숙해지면 손가락을 자연스럽게 움직일 수 있게 됩니다.

🌼 누르는 방법 🌼

누르기의 포인트
빨간 글씨로 누를 부위와 방향 등을 알기 쉽게 설명합니다. '반대쪽도 똑같이 실시합니다'라고 되어 있는 부분은 같은 동작을 좌우로 반복합니다.

❶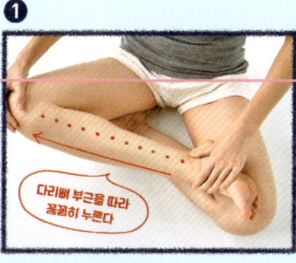
그대로 미끄러지듯 누른다
다리뼈 부근을 누른다
다리 안쪽 복숭아뼈부터 무릎 안쪽까지 엄지 누르기로 뼈 부근을 꾹꾹 눌러줍니다. 뼈를 따라 올라가며 천천히 압력을 가합니다.

❷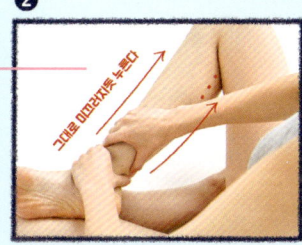
종아리를 누른다
엄지 누르기로 종아리를 충분히 누릅니다.

누르는 방법
36~37쪽에서 소개한 누르기 방법 중 어느 것을 사용하는지 소개합니다. 이름만 봐도 손 모양을 잡을 수 있게 연습해보세요.

❸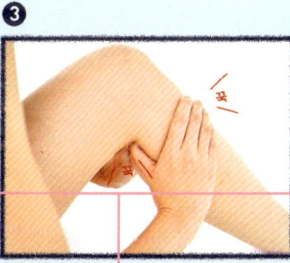
꾹
무릎 뒤를 누른다
무릎 뒤를 양손 엄지 누르기로 충분히 자극합니다. 무릎 뒤에 림프샘이 있으므로 정확하게 누릅니다.

❹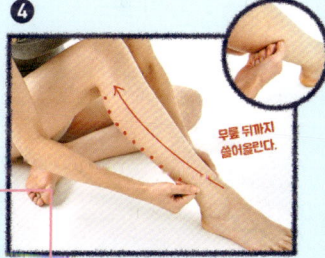
무릎 뒤까지 쓸어올린다.
종아리 전체를 쓸어올린다
두 번째 관절 누르기로 꾹꾹 누르며 종아리 전체를 무릎 뒤까지 쓸어올립니다. 반대쪽 다리도 똑같이 실시합니다.

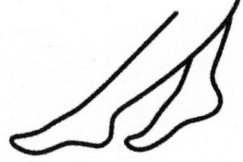

당신은 어떤가요?

하체를 살찌우는 습관
나도 모르게 하고 있지 않나요?

☐ 의자에 앉으면 바로 다리를 꼰다

☐ 항상 플랫슈즈를 신는다

☐ 샤워를 빨리 끝낸다

☐ 압박 스타킹을 자주 신는다

☐ 걸을 때 무릎이 굽어 있다

☐ 얇은 옷과 찬 음료를 즐기고, 배가 차갑다.

☐ 마사지는 생각날 때 가끔 한다

☐ 평소에 전신 거울을 잘 보지 않는다

PART 2

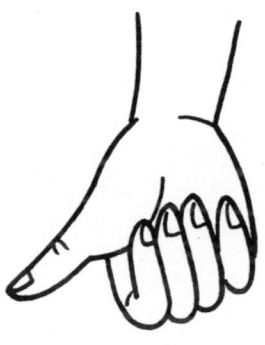

하체 누르기

누구나 날씬한 다리를 꿈꿉니다.
다리가 늘씬하게 뻗으면 키도 커 보이고 스타일도 좋아 보이죠.
가녀린 발목, 부드러운 종아리, 매끈한 무릎, 탄력 있는 허벅지…….
상상해왔던 모습을 현실로 만들어보세요.

Lower body | Upper body | Around the face

01

1세트 **2분**

허벅지 사이에 아름다운 라인
허벅지를 가늘게 만든다

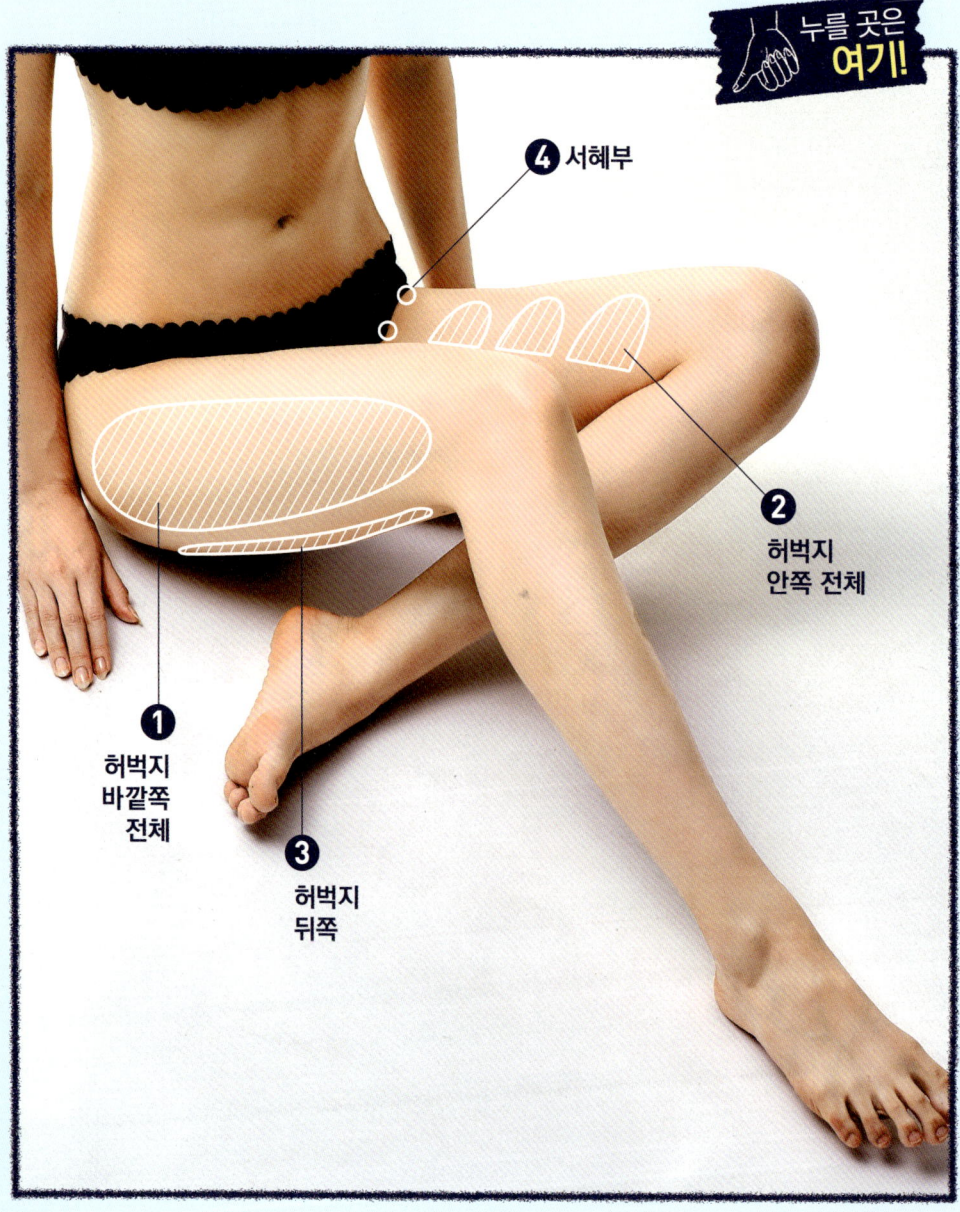

누를 곳은 **여기!**

❹ 서혜부

❷ 허벅지 안쪽 전체

❶ 허벅지 바깥쪽 전체

❸ 허벅지 뒤쪽

🖐 누르는 방법 🖐

❶

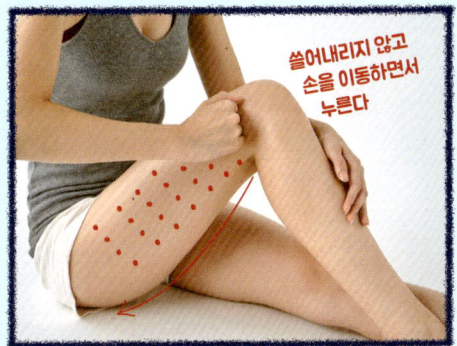

허벅지 바깥쪽 전체를 누른다
무릎을 세우고 앉아 허벅지 바깥 부분을 **두 번째 관절 누르기**로 아래에서 위쪽으로 누르면서 움직입니다.

❷

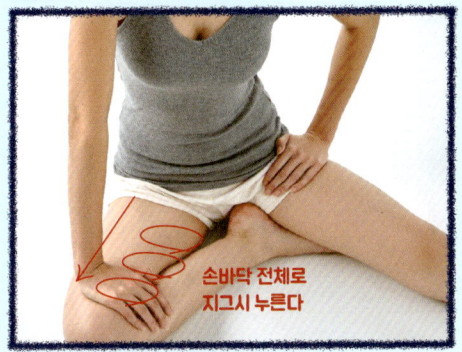

허벅지 안쪽 전체를 누른다
허벅지 안쪽을 **손바닥 누르기**로 골고루 누릅니다. 보통 허벅지 안쪽 근육은 많이 쓰지 않으므로 자극을 통해 긴장과 이완을 줄 수 있습니다.

❸

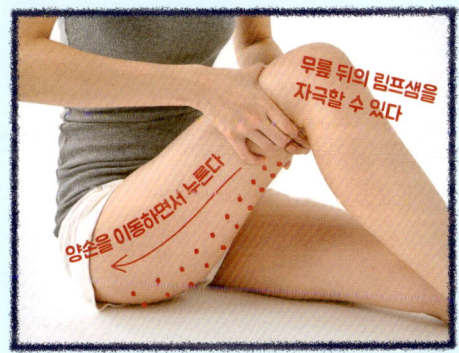

허벅지 뒤쪽을 누른다
허벅지를 양손으로 감싸듯 잡고 **검지&중지, 약지 누르기**로 허벅지 뒤쪽을 누릅니다. 무릎 뒤를 시작점으로 엉덩이 경계까지 누릅니다.

❹

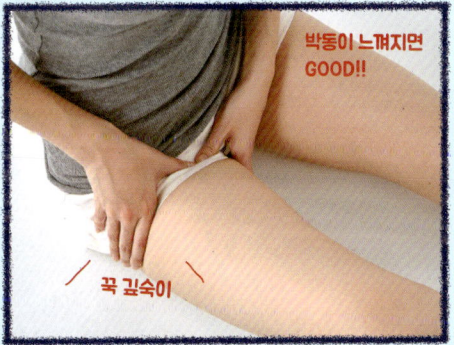

서혜부를 누른다
다리 시작 부분에 있는 서혜부를 **엄지 누르기**로 누릅니다. 양손 손가락을 밀착해 림프샘을 열어주는 느낌입니다. 반대쪽 다리도 똑같이 실시합니다.

Lower body　　　Upper body　　　Around the face

02

1세트 **2분**

무릎 살을 제거하고 늘씬해지는 다리
뭉친 무릎을 풀어준다

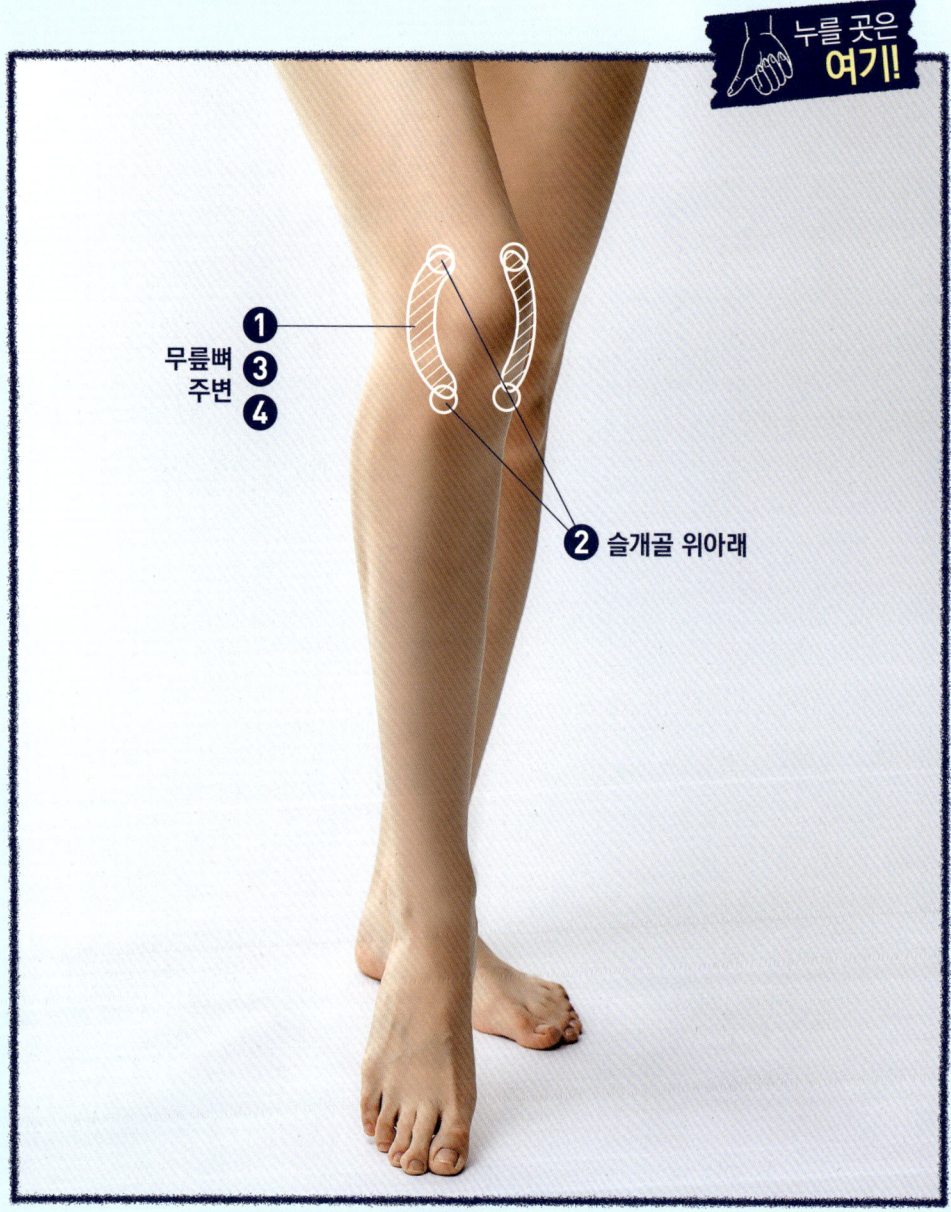

누를 곳은 **여기!**

① 무릎뼈
③ 주변
④

② 슬개골 위아래

누르는 방법

❶

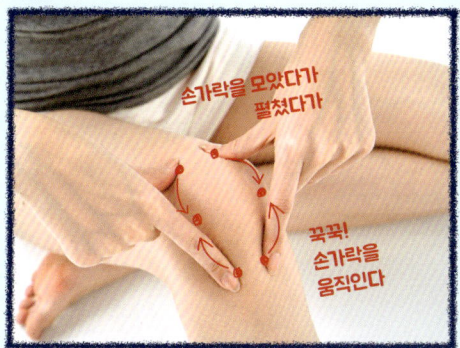

무릎뼈 주위를 누른다
엄지&검지 누르기로 무릎뼈를 따라 아래에서 위로 누릅니다.

❷

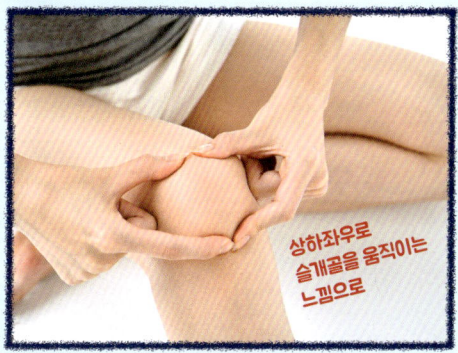

슬개골을 상하좌우로 움직이듯 누른다
엄지는 무릎 위, 검지는 무릎 아래에 놓고, 상하좌우로 누르면서 움직입니다. 무릎 관절의 움직임이 좋아지면 요통까지 예방할 수 있습니다.

❸

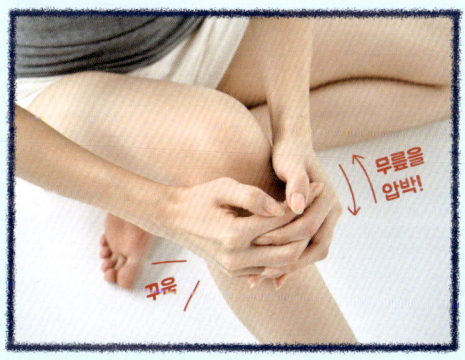

무릎뼈를 누른다
양 손바닥으로 무릎뼈를 감싸 양쪽에서 누릅니다. 혈액 순환이 촉진되어 허벅지도 가늘어집니다.

❹

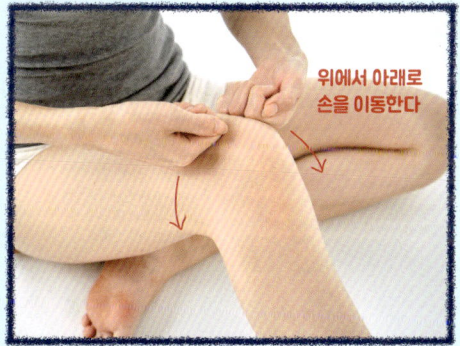

무릎 주변을 누른다
무릎 주변을 **두 번째 관절 누르기**로 누르면서 무릎 뒤쪽으로 쓸어내립니다. 반대쪽 다리도 똑같이 실시합니다.

| Lower body | Upper body | Around the face |

03

1세트 3분

아름다운 다리 비율의 완성
무릎 아래를 길게 늘인다

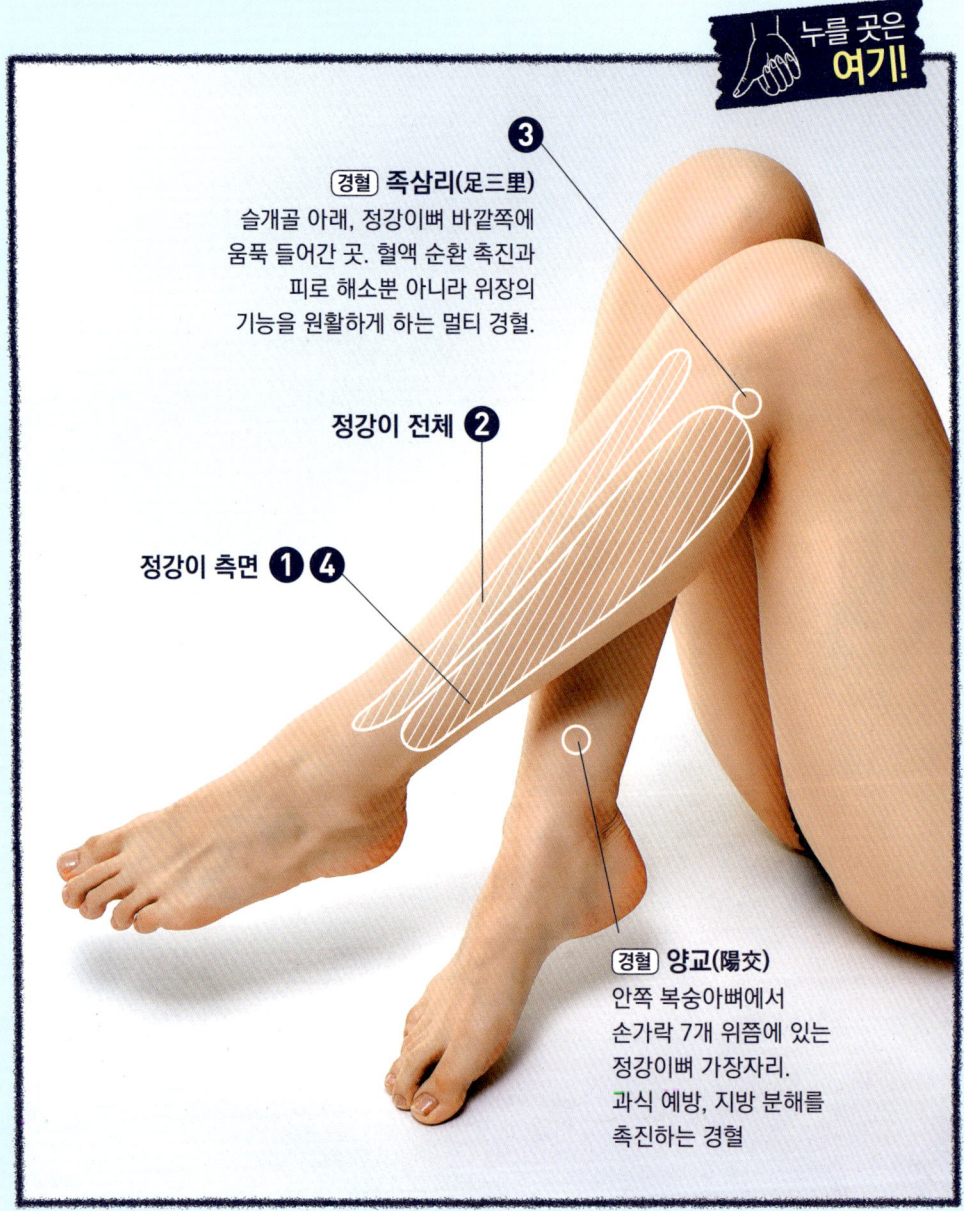

누를 곳은 **여기!**

경혈 족삼리(足三里)
슬개골 아래, 정강이뼈 바깥쪽에 움푹 들어간 곳. 혈액 순환 촉진과 피로 해소뿐 아니라 위장의 기능을 원활하게 하는 멀티 경혈.

❸

정강이 전체 ❷

정강이 측면 ❶ ❹

경혈 양교(陽交)
안쪽 복숭아뼈에서 손가락 7개 위쯤에 있는 정강이뼈 가장자리. 과식 예방, 지방 분해를 촉진하는 경혈

누르는 방법

❶

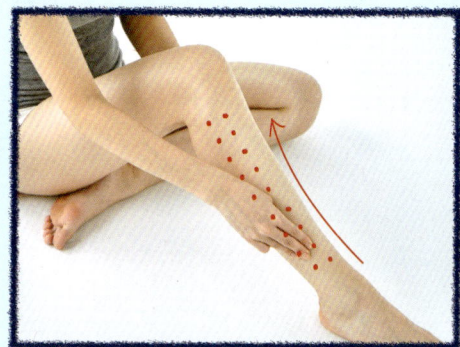

정강이를 누른다
무릎을 세우고 앉아, 다리 바깥쪽의 정강이뼈 가장자리를 따라 아래에서 위쪽으로 **검지&중지, 약지 누르기**로 누릅니다.

❷

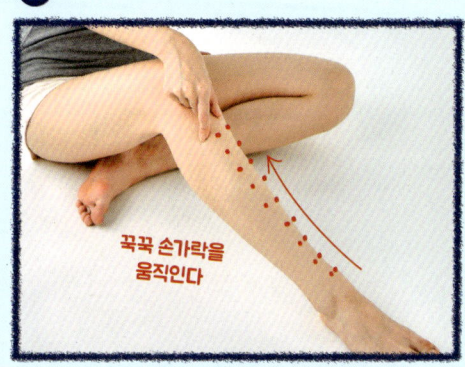

꾹꾹 손가락을 움직인다

정강이뼈 가장자리를 쓸어올린다
정강이뼈 가장자리를 **검지&중지, 약지 누르기**로 잡고 쓸어올립니다. 정강이뼈 바깥쪽을 따라 있는 '위의 경락'을 자극합니다.

❸

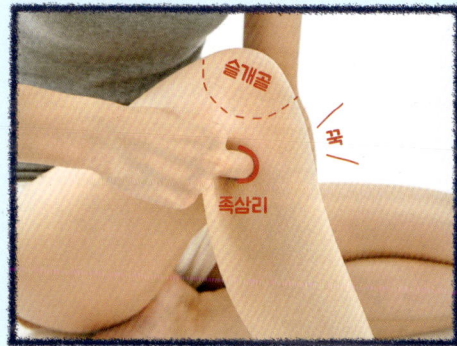

슬개골
꾹
족삼리

족삼리를 누른다
슬개골 아래에서 정강이뼈 바깥쪽에 들어가 있는 족삼리를 **중지 갈고리 누르기**로 꾸욱 누릅니다. 손가락을 고리를 걸듯이 놓고 상하로 움직입니다.

❹

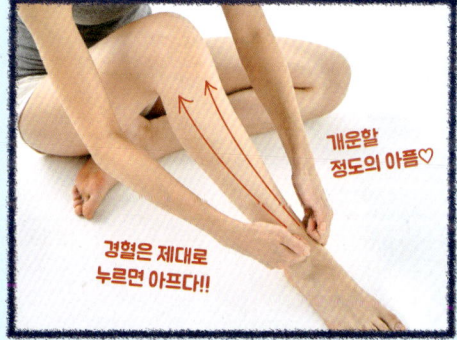

개운할 정도의 아픔♡

경혈은 제대로 누르면 아프다!!

정강이를 사이에 끼우고 누른다
정강이를 양손에 끼우고 **두 번째 관절 누르기**로 아래에서 위로 쓸어올립니다. 다리 안쪽의 정강이뼈 가장자리에 있는 양교를 누르게 됩니다. 반대쪽 다리도 똑같이 실시합니다.

Lower body | Upper body | Around the face

04

아름다운 뒷모습의 비결
가녀린 발목을 만든다

1세트 **3분**

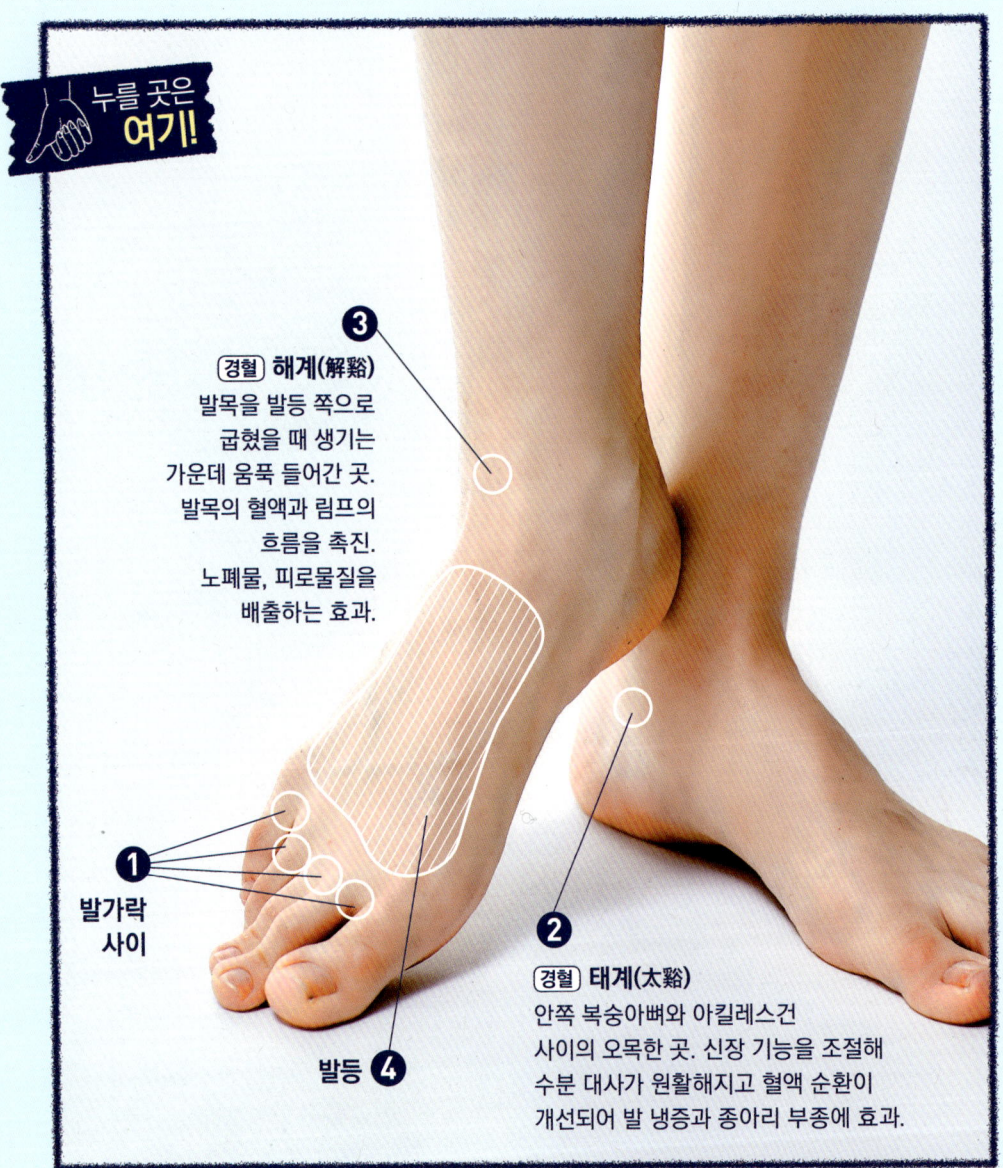

누를 곳은 **여기!**

❸ [경혈] **해계(解谿)**
발목을 발등 쪽으로 굽혔을 때 생기는 가운데 움푹 들어간 곳. 발목의 혈액과 림프의 흐름을 촉진. 노폐물, 피로물질을 배출하는 효과.

❶ 발가락 사이

❹ 발등

❷ [경혈] **태계(太谿)**
안쪽 복숭아뼈와 아킬레스건 사이의 오목한 곳. 신장 기능을 조절해 수분 대사가 원활해지고 혈액 순환이 개선되어 발 냉증과 종아리 부종에 효과.

누르는 방법

❶
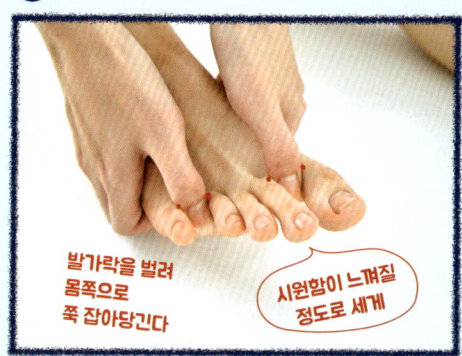

발가락 사이를 누른다

무릎을 세우고 앉아 발가락 사이를 **엄지 누르기**로 누릅니다. 몸쪽으로 잡아당기듯 누르면 더 깊이 누를 수 있습니다.

❷
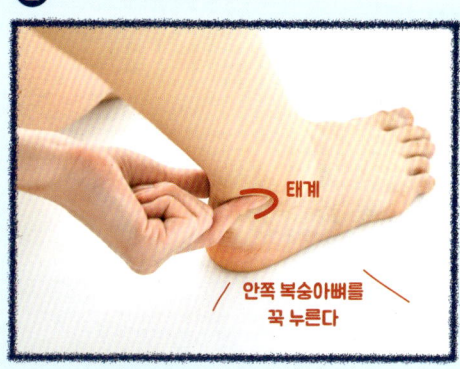

태계를 누른다

엄지와 검지로 바깥쪽 복숭아뼈와 아킬레스건 중간의 오목한 곳과 태계를 잡고, 천천히 정확하게 **엄지&검지 누르기**를 합니다.

❸
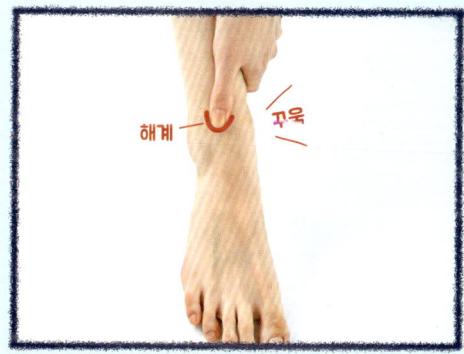

해계를 누른다

엄지 누르기로 발목 중심에 움푹 들어간 곳에 자리한 해계를 천천히 정확하게 누릅니다.

❹
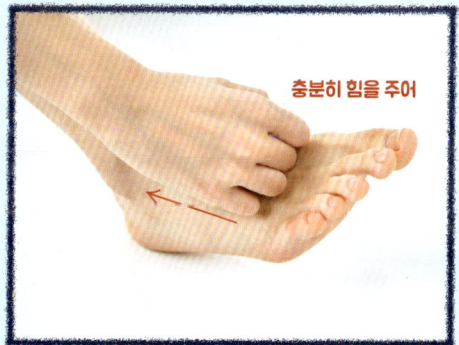

발등을 누른다

두 번째 관절 누르기로 발등을 골고루 쓸어올립니다. 반대쪽 발도 똑같이 실시합니다.

Lower body | Upper body | Around the face

05

1세트 **2분**

처진 엉덩이, 안녕!
퍼진 엉덩이를 탄력 있게 올린다

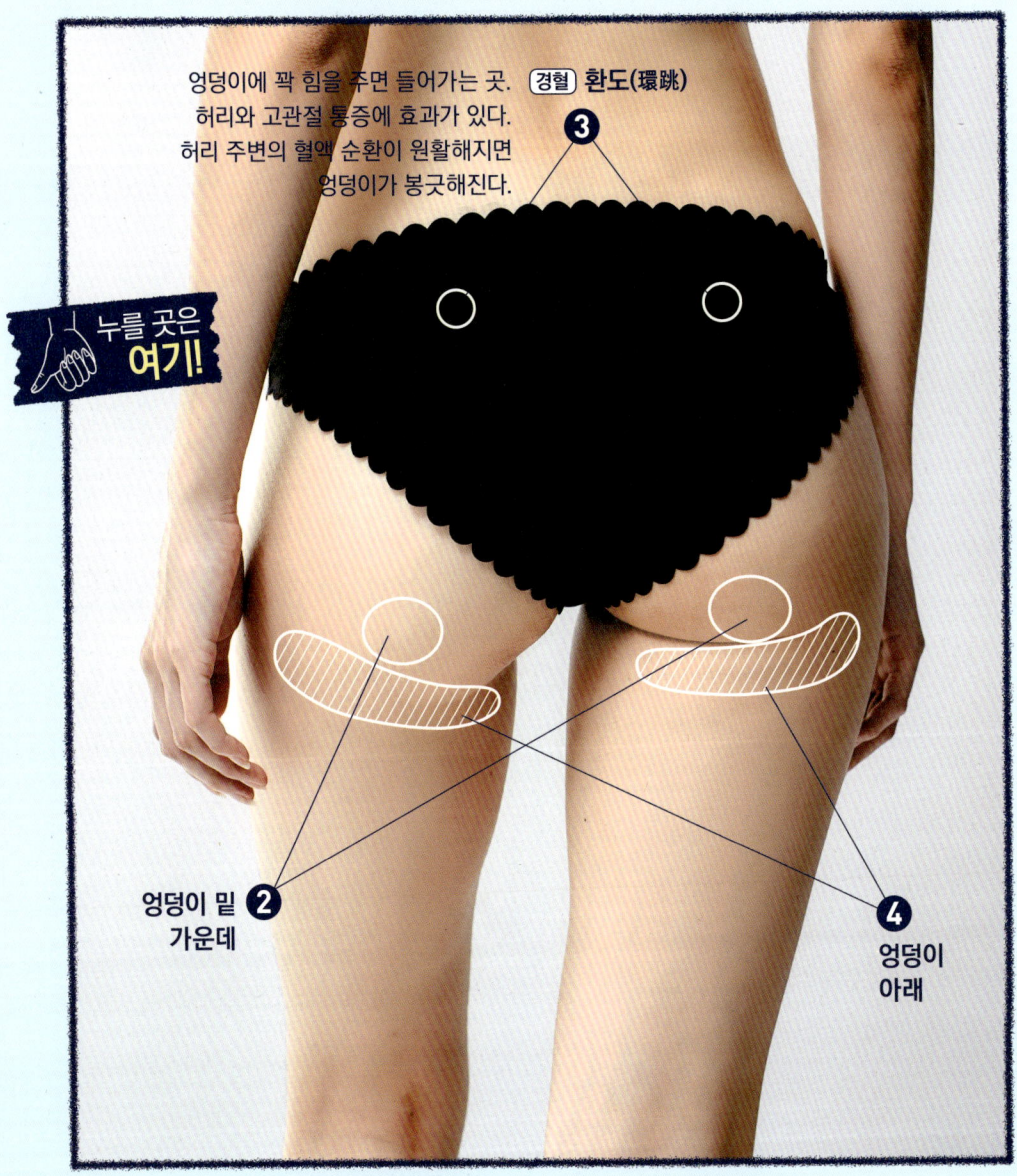

엉덩이에 꽉 힘을 주면 들어가는 곳.
허리와 고관절 통증에 효과가 있다.
허리 주변의 혈액 순환이 원활해지면
엉덩이가 봉긋해진다.

[경혈] **환도(環跳)**

❸

누를 곳은 **여기!**

❷ 엉덩이 밑 가운데

❹ 엉덩이 아래

🟡 누르는 방법 🟡

❶

다리를 어깨너비로 벌린다

준비
다리를 어깨너비로 벌리고 섭니다.

❷

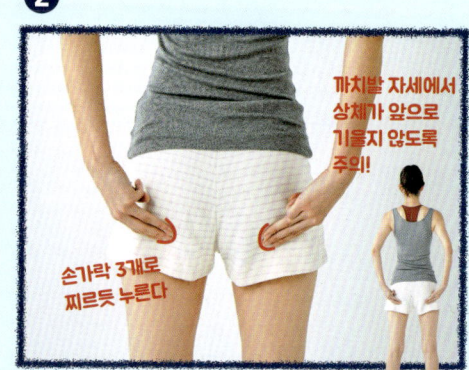

까치발 자세에서 상체가 앞으로 기울지 않도록 주의!

손가락 3개로 찌르듯 누른다

엉덩이 밑의 가운데를 누른다
엉덩이 밑의 가운데를 **검지&중지, 약지 누르기**로 누르면서 발뒤꿈치를 올립니다. 배에 힘을 주고 3~5초 유지합니다.

❸

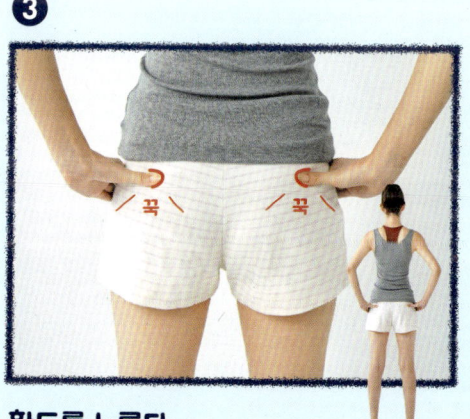

꾹 꾹

환도를 누른다
환도를 **엄지 누르기**로 세게 누릅니다.

❹

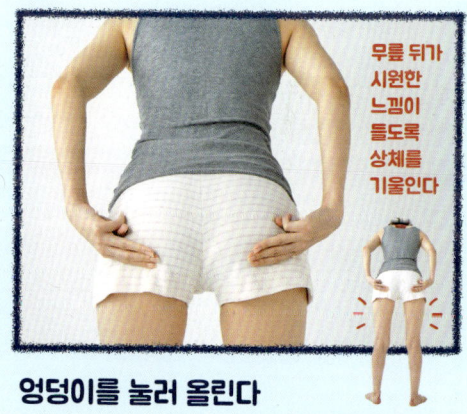

무릎 뒤가 시원한 느낌이 돌도록 상체를 기울인다

엉덩이를 눌러 올린다
상체를 앞으로 숙인 채 엉덩이 아래에 손을 올리고 **검지&중지, 약지 누르기**의 세 손가락으로 누르면서 들어올립니다.

Lower body | Upper body | Around the face

06

1세트 **1분**

여자들이 가장 가지고 싶은 그것
쭉 뻗은 다리를 만든다

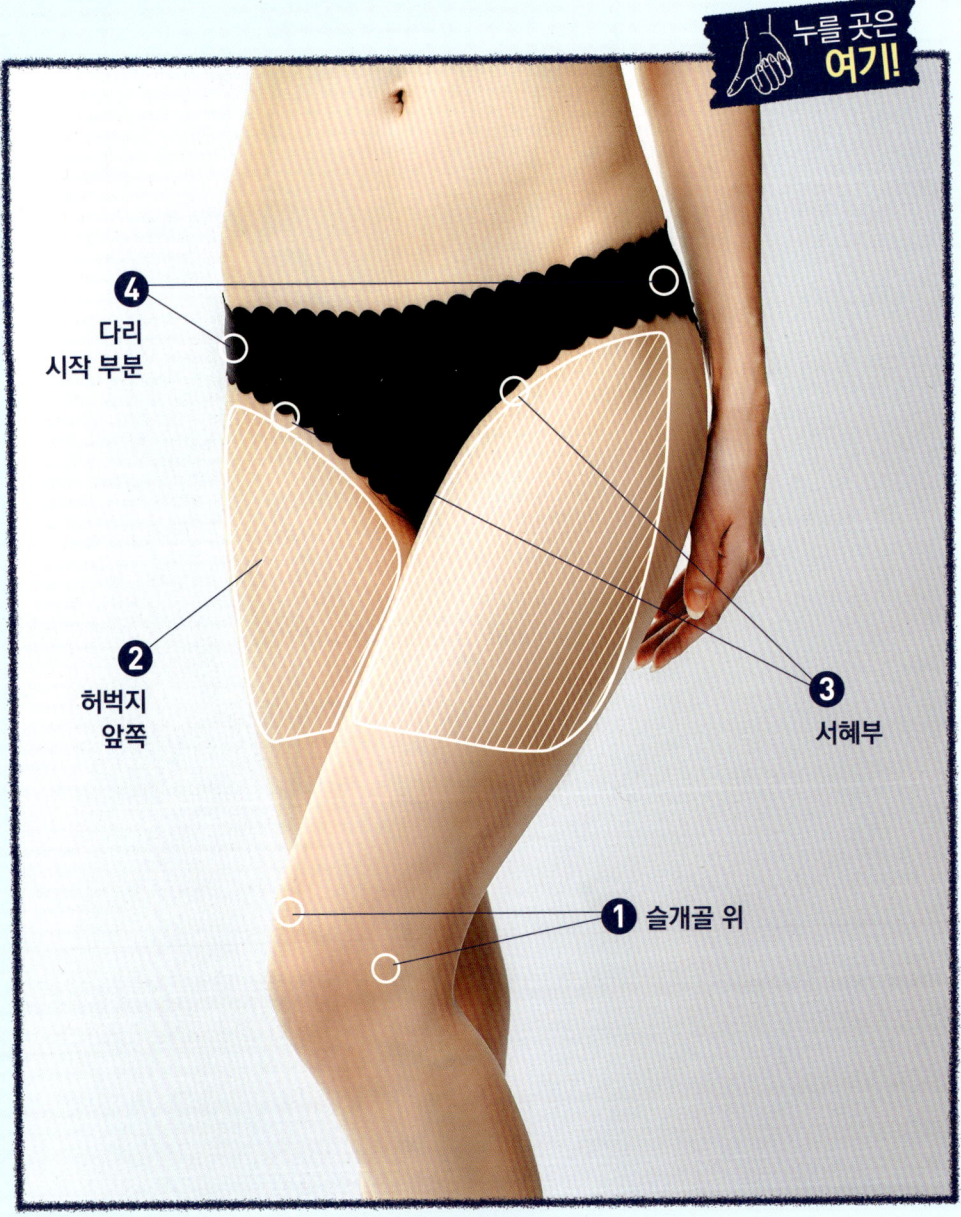

누를 곳은 여기!

❹ 다리 시작 부분
❷ 허벅지 앞쪽
❸ 서혜부
❶ 슬개골 위

누르는 방법

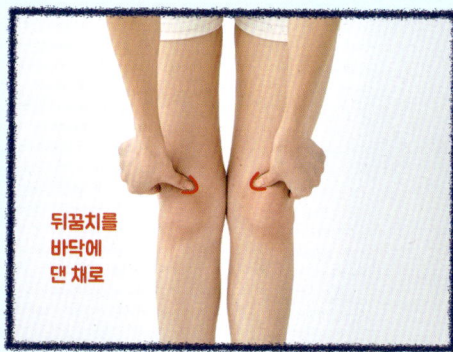

뒤꿈치를
바닥에
댄 채로

무릎 위를 누른다
뒤꿈치를 바닥에 대고 발끝을 살짝 벌립니다. 상체를 앞으로 기울여 무릎 위에 엄지와 검지를 올리고, **엄지&검지 누르기**로 누릅니다.

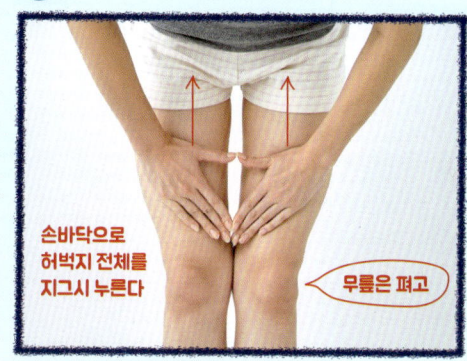

손바닥으로
허벅지 전체를
지그시 누른다

무릎은 펴고

허벅지를 늘인다
허벅지 앞쪽에 손바닥을 밀착해 **손바닥 누르기**로 눌러서 다리 뒤쪽을 충분히 늘여줍니다(다리 시작 부분까지 쓸어올리며).

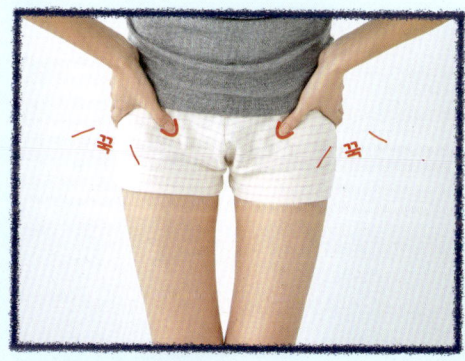

꾹   꾹

서혜부를 누른다
양쪽 다리 시작 부분에 엄지를 대고 **엄지 누르기**로 서혜부를 자극합니다.

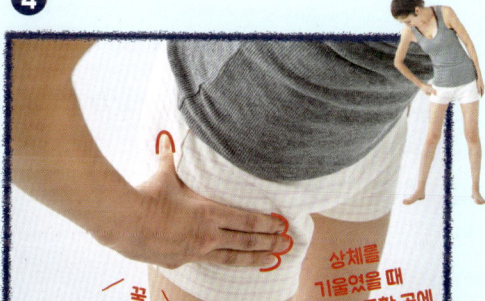

꾹

상체를
기울였을 때
생기는 움푹한 곳에
엄지를 올린다

다리 시작 부분의 움푹한 곳을 누른다
오른쪽 다리를 한 발 옆으로 벌리고, 상체를 오른쪽으로 기울였을 때 생기는 움푹한 곳을 엄지로 누릅니다. 다리를 잡고 **검지&중지, 약지 누르기**로 꾹 누릅니다. 왼쪽 다리도 똑같이 실시합니다.

Lower body　　**Upper body**　　**Around the face**

#07

1세트 **2분**

가장 확실한 다이어트 효과
가늘고 매끈한 종아리를 만든다

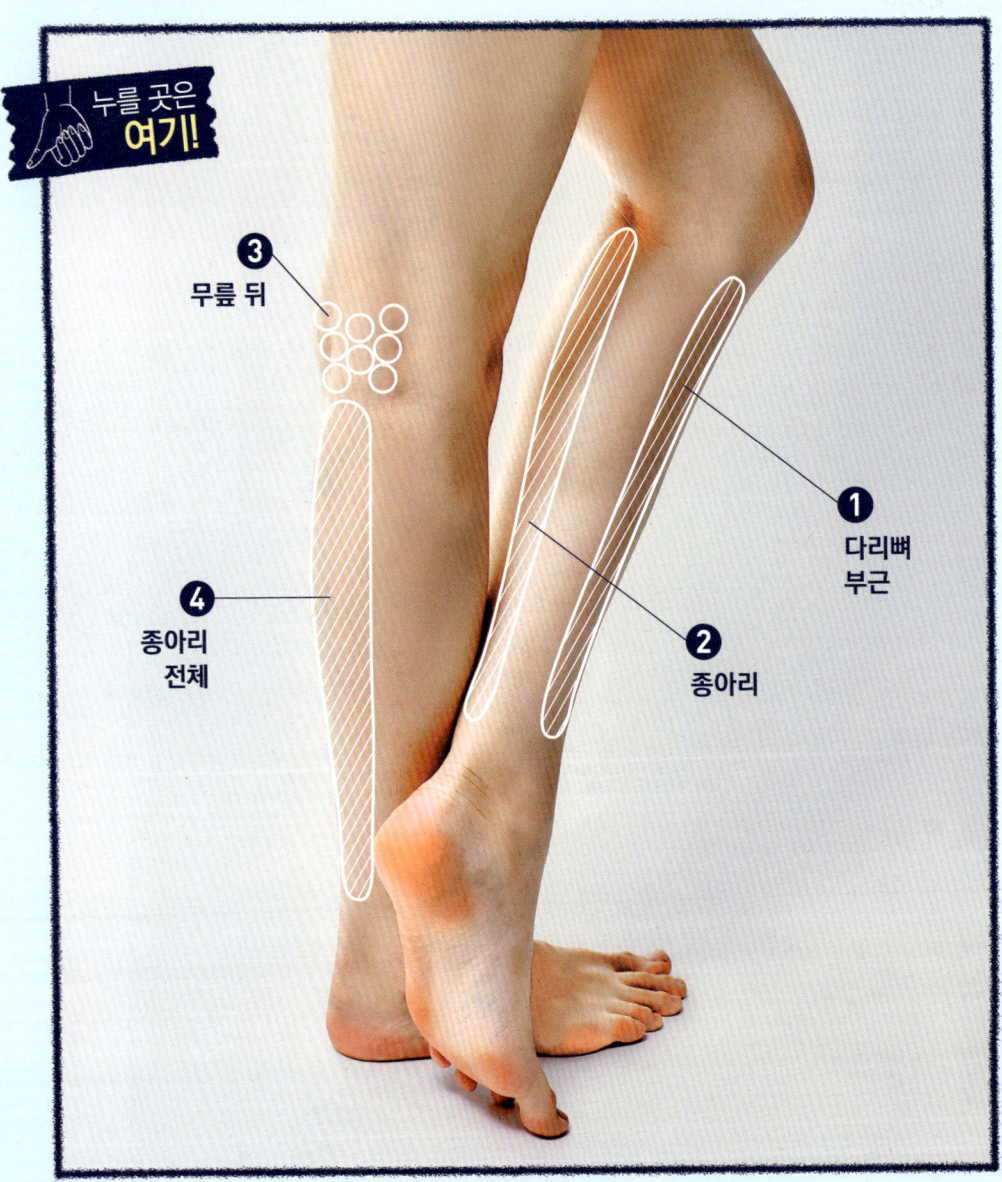

누를 곳은 **여기!**

❸ 무릎 뒤
❹ 종아리 전체
❶ 다리뼈 부근
❷ 종아리

🖐 누르는 방법 🖐

❶

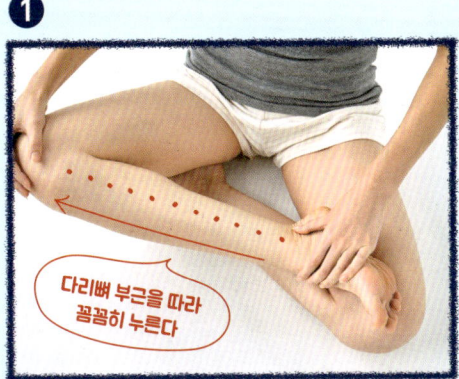

다리뼈 부근을 따라 꼼꼼히 누른다

다리뼈 부근을 누른다
다리 안쪽 복숭아뼈부터 무릎 안쪽까지 **엄지 누르기**로 뼈 부근을 꾹꾹 눌러줍니다. 뼈를 따라 올라가며 천천히 압력을 가합니다.

❷

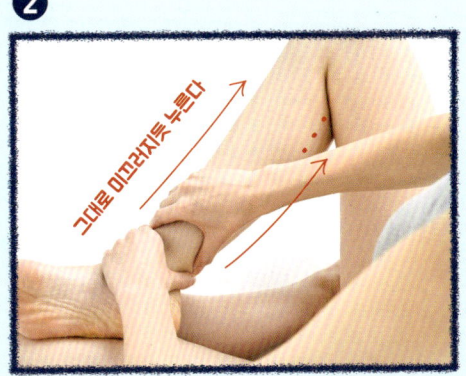

그대로 미끄러지듯 누른다

종아리를 누른다
엄지 누르기로 종아리를 충분히 누릅니다.

❸

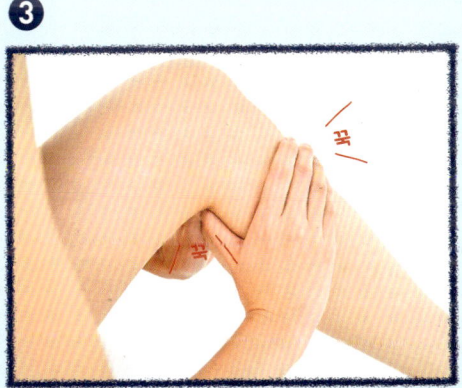

꾹 / 꾹

무릎 뒤를 누른다
무릎 뒤를 **양손 엄지 누르기**로 충분히 자극합니다. 무릎 뒤에 림프샘이 있으므로 정확하게 누릅니다.

❹

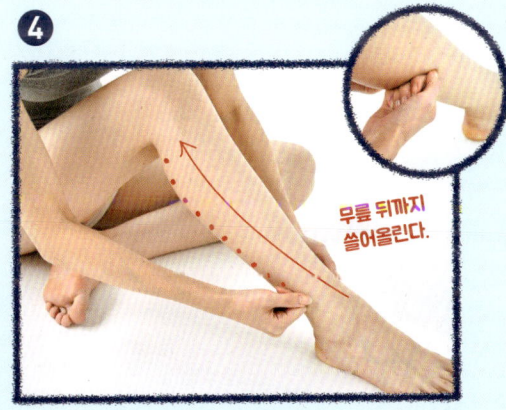

무릎 뒤까지 쓸어올린다.

종아리 전체를 쓸어올린다
두 번째 관절 누르기로 꾹꾹 누르며 종아리 전체를 무릎 뒤까지 쓸어올립니다. 반대쪽 다리도 똑같이 실시합니다.

#08

종아리가 가늘어지는 효과
다리 부기를 제거한다

1세트 2분

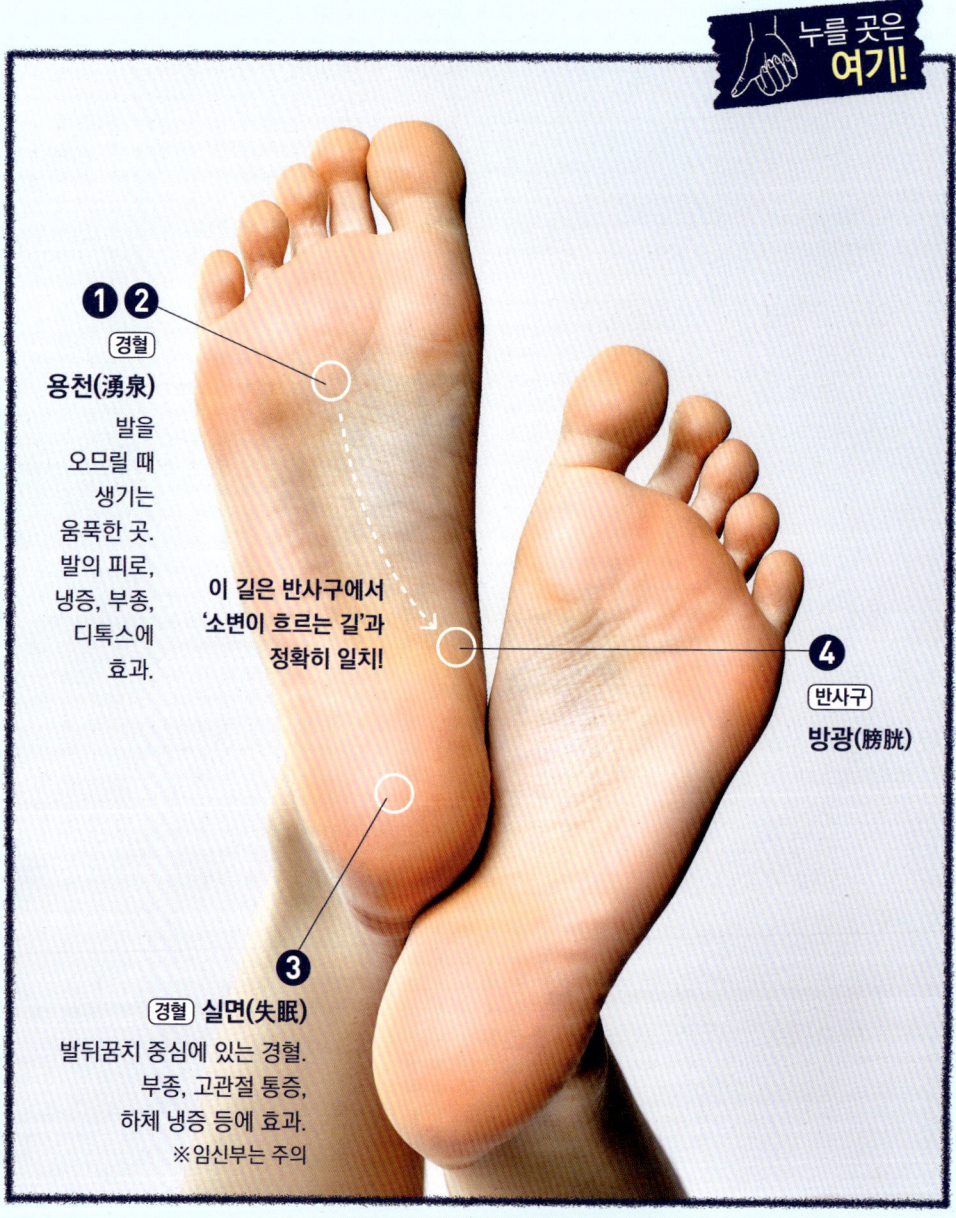

❶❷
[경혈]
용천(湧泉)
발을 오므릴 때 생기는 움푹한 곳. 발의 피로, 냉증, 부종, 디톡스에 효과.

이 길은 반사구에서 '소변이 흐르는 길'과 정확히 일치!

❹
[반사구]
방광(膀胱)

❸
[경혈] **실면(失眠)**
발뒤꿈치 중심에 있는 경혈. 부종, 고관절 통증, 하체 냉증 등에 효과.
※임신부는 주의

누를 곳은 여기!

누르는 방법

❶

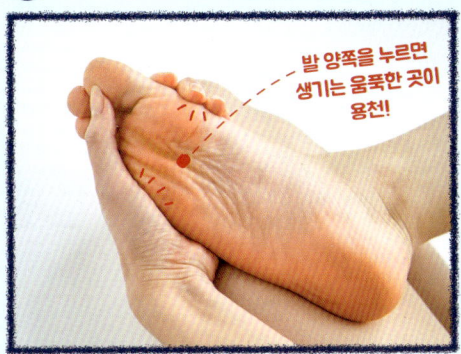

용천을 찾는다
발을 오므렸을 때 생기는 움푹한 곳, 용천 반사구를 확인합니다.

❷

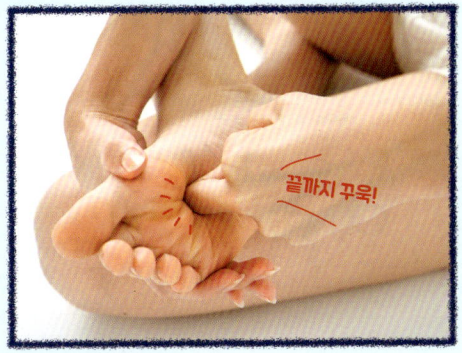

용천을 누른다
용천을 **중지 갈고리 누르기**로 누릅니다.

❸

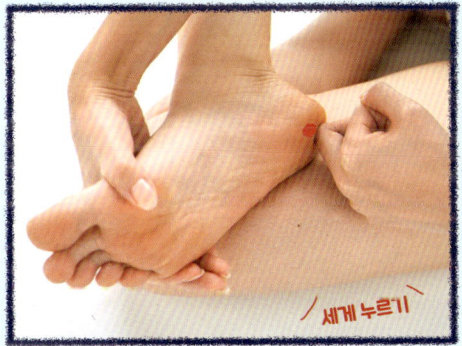

실면을 누른다
중지 갈고리 누르기로 실면을 누릅니다.

❹

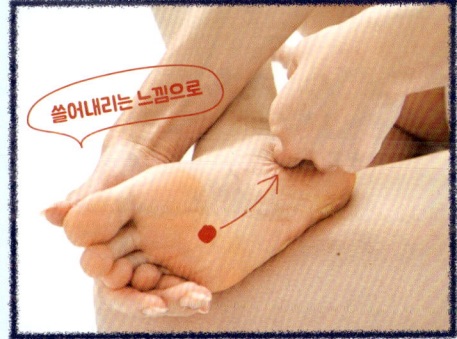

용천 → 방광으로 쓸어내린다
용천에서 방광 반사구가 있는 발뒤꿈치 안쪽을 향해 **중지 갈고리 누르기**로 쓸어내립니다. 반대쪽 발도 똑같이 실시합니다.

| Lower body | Upper body | Around the face |

#09

1세트 **2분**

의외로 어려운 뒤태 미인에 도전!
아름다운 엉덩이 라인을 만든다

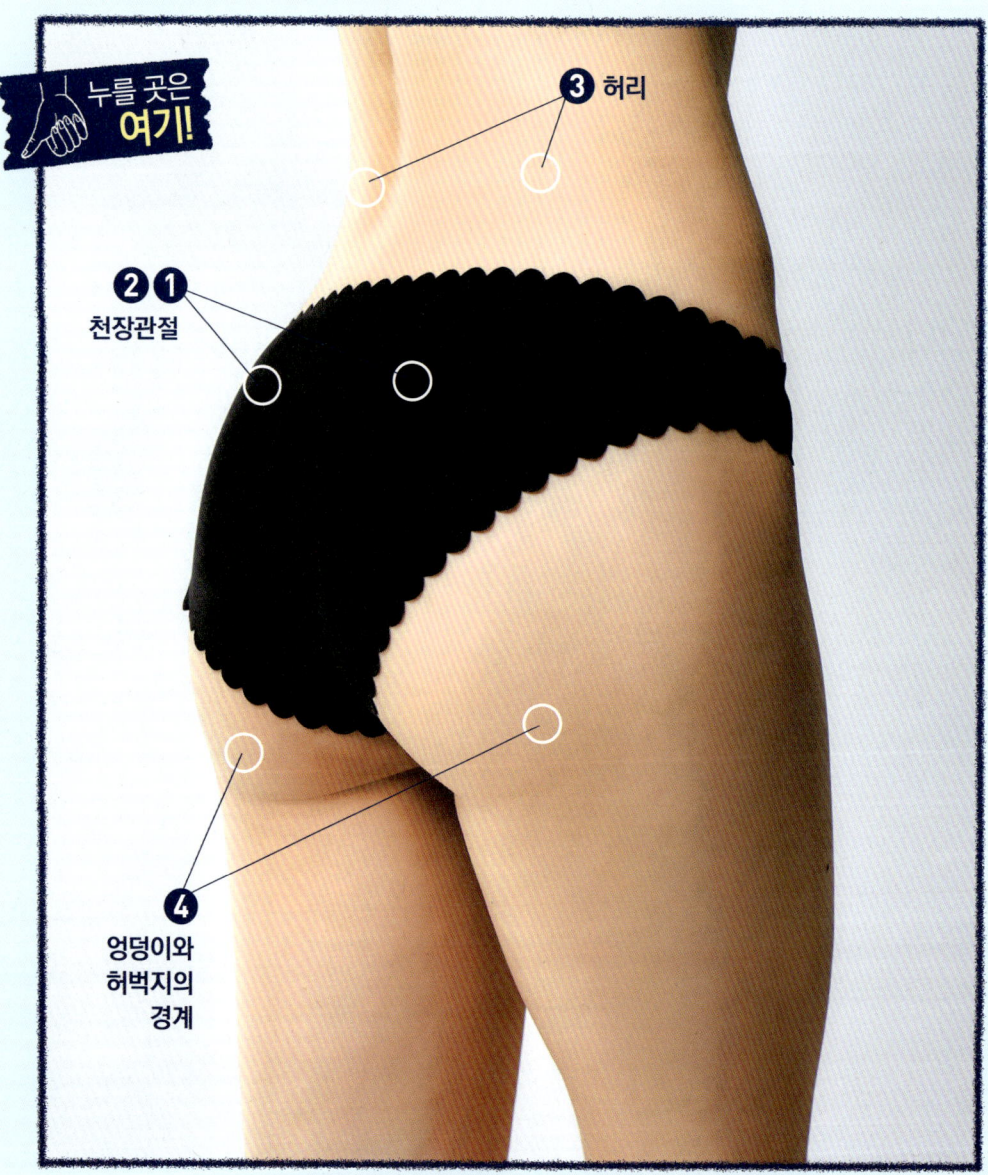

누를 곳은 **여기!**

❸ 허리

❷❶ 천장관절

❹ 엉덩이와 허벅지의 경계

누르는 방법

❶

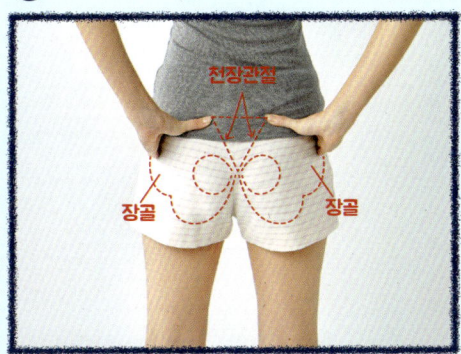

천장관절을 누른다

다리를 어깨너비로 벌리고 엉덩이의 중심에서 좌우로 45도 위에 있는 천장관절을 **엄지 누르기**로 누릅니다.

❷

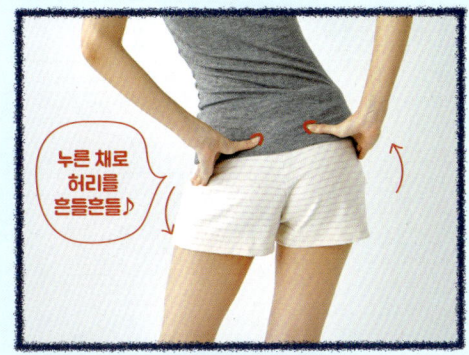

엉덩이를 상하좌우로 흔든다

그림① 상태에서 **엄지 누르기**를 하면서 엉덩이를 상하좌우로 크게 흔듭니다.

❸

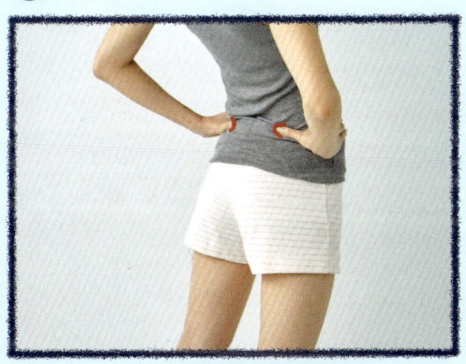

허리를 누르면서 상체를 젖힌다

허리 양 옆의 잘록한 부분에서 살짝 뒤쪽을 **엄지 누르기**로 누르며 상체를 뒤로 젖힙니다.

❹

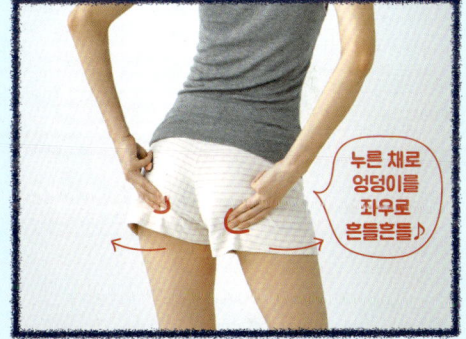

엉덩이를 올리면서 좌우로 흔든다

엉덩이와 허벅지 경계에 손가락을 올려, **엄지& 검지, 약지 누르기**로 엉덩이를 들어올리면서 엉덩이를 좌우로 크게 흔듭니다.

| Lower body | Upper body | Around the face |

10

1세트 **3분**

발을 잘 알면 다이어트 효과도 UP
발의 원래 기능을 회복한다

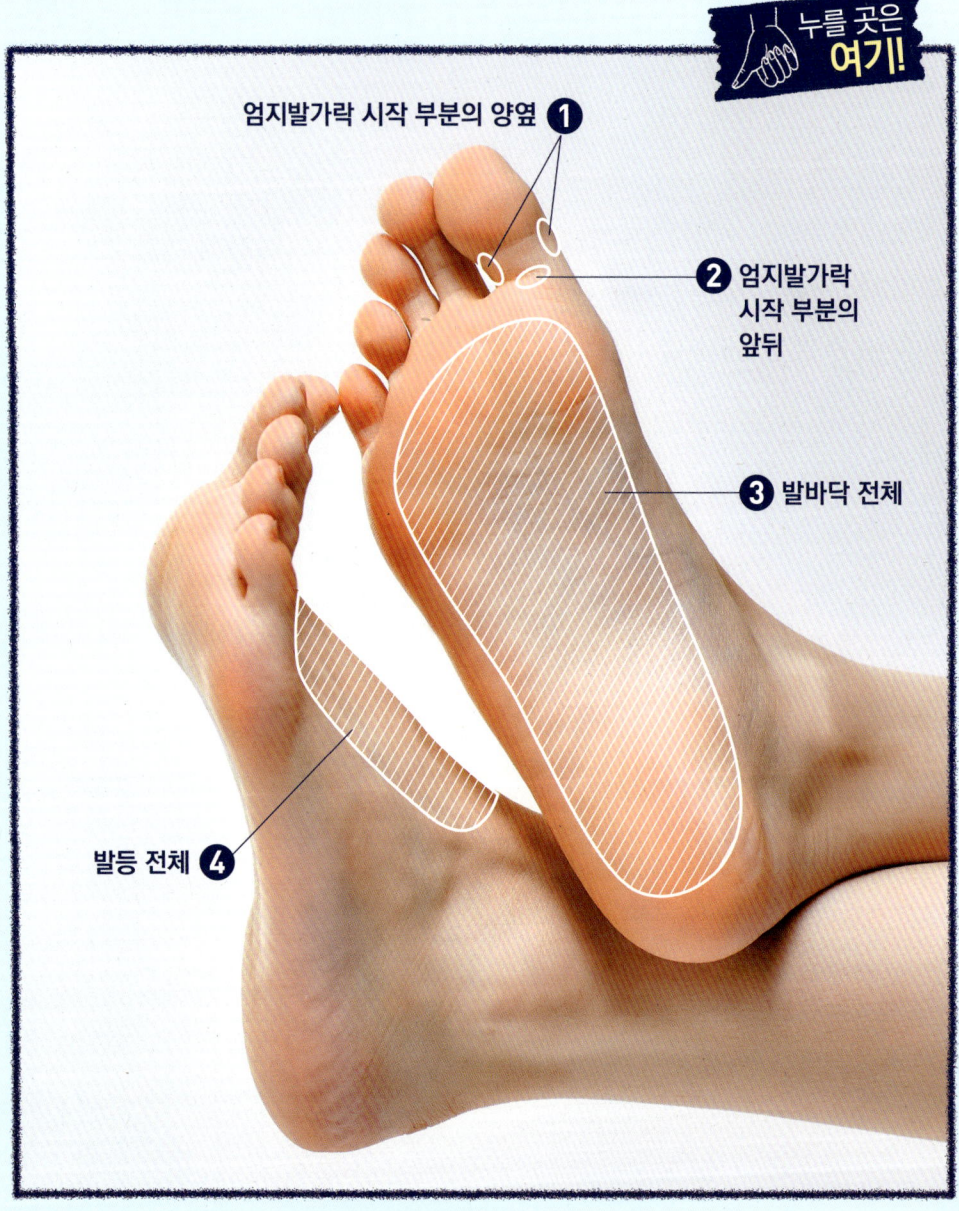

누를 곳은 **여기!**

① 엄지발가락 시작 부분의 양옆

② 엄지발가락 시작 부분의 앞뒤

③ 발바닥 전체

④ 발등 전체

누르는 방법

❶

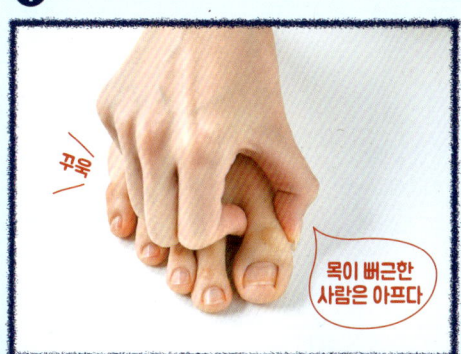

목이 뻐근한 사람은 아프다

엄지발가락 시작 부분의 양옆을 잡고 누른다

발가락 양옆을 **엄지&검지 누르기**로 잡고, 누릅니다. 발가락 전체에 충분히 자극을 줍니다.

❷

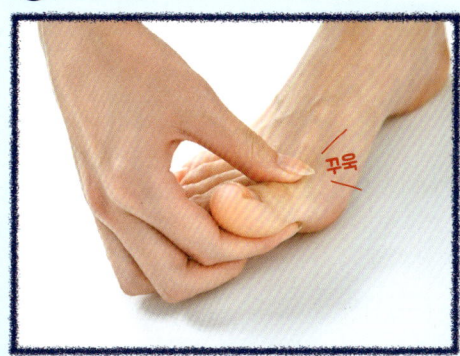

엄지발가락 시작 부분의 앞뒤를 잡고 누른다

발가락 앞뒤를 **엄지&검지 누르기**로 잡고 누릅니다. 발가락 전체에 충분히 자극을 줍니다.

❸

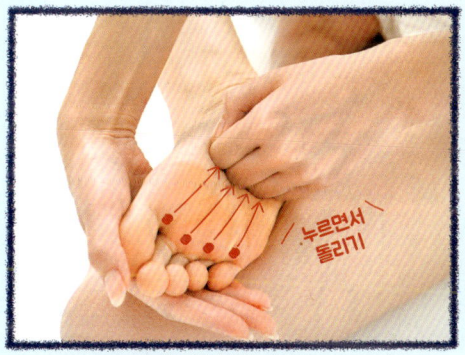

누르면서 돌리기

발바닥 전체를 쓸어내린다

두 번째 관절 누르기로 발바닥 전체를 꾹꾹 누르며, 발가락 시작 부분부터 뒤꿈치 방향으로 쓸어내립니다.

❹

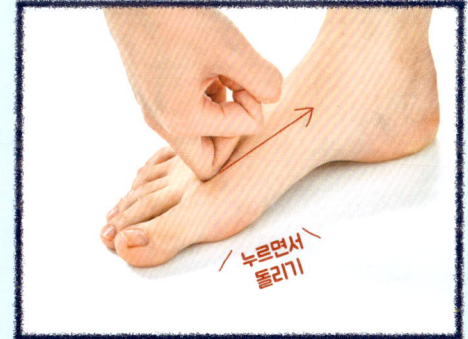

누르면서 돌리기

발등 전체를 쓸어내린다

발등의 발가락과 발가락뼈 사이를 **중지 갈고리 누르기**로 쓸어올립니다. 뼈 사이에 있는 노폐물을 긁어내듯 돌리면서 꾹꾹 누릅니다. 반대쪽 발도 똑같이 실시합니다.

알아두면 도움이 되는
발 반사구

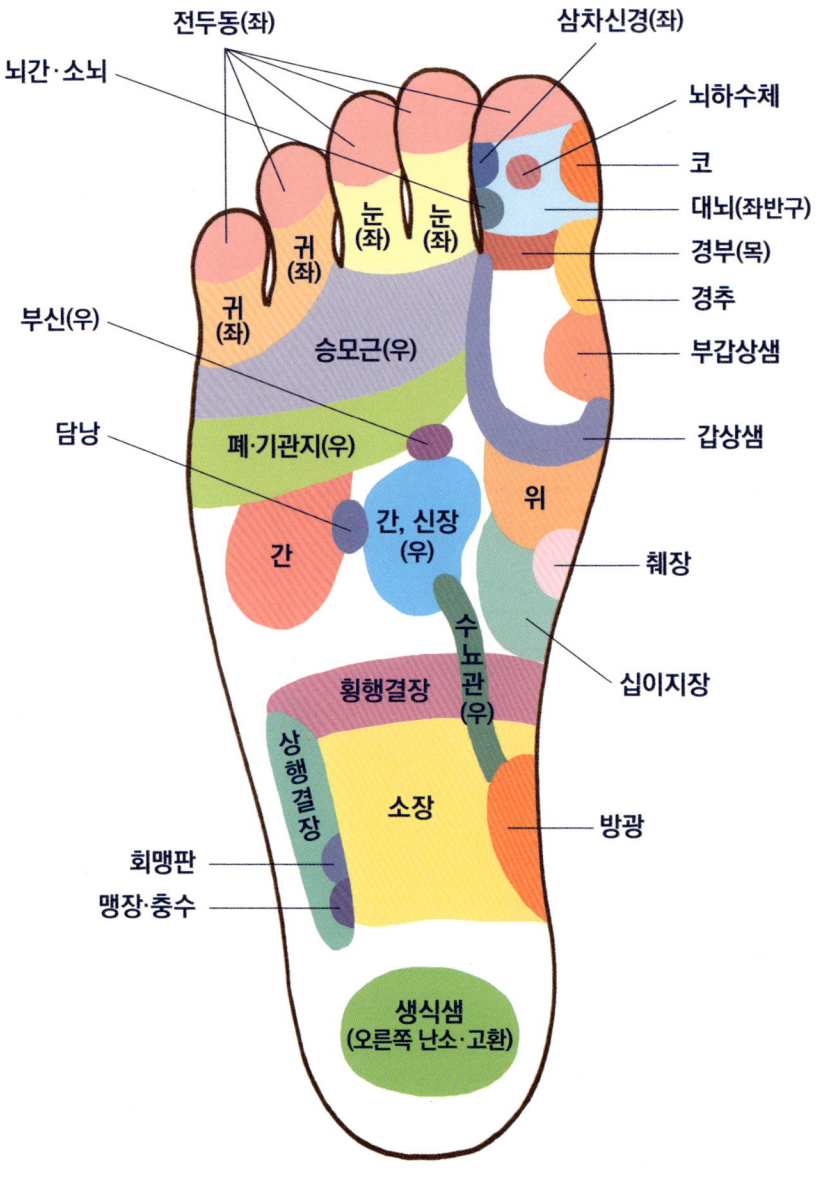

발바닥에는 약 60곳의 반사구가 있습니다. 몸에 이상이 생기면 연관된 부분이 딱딱해지거나 눌렀을 때 통증이 느껴집니다. 반사구는 면으로 자극을 주기 때문에 부위를 찾기 쉬워 셀프 케어가 쉽습니다. 발바닥 근육도 관리할 수 있으니 반사구 자극을 적극 추천합니다.

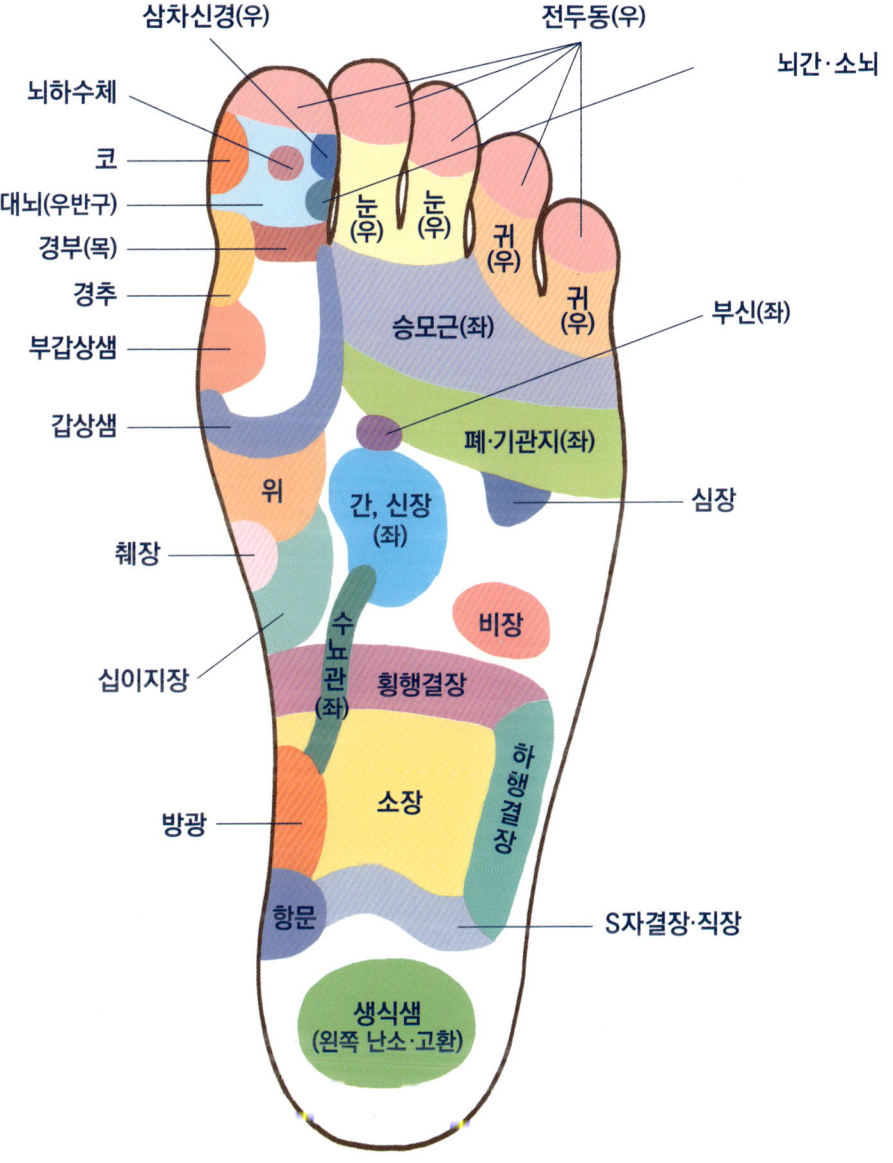

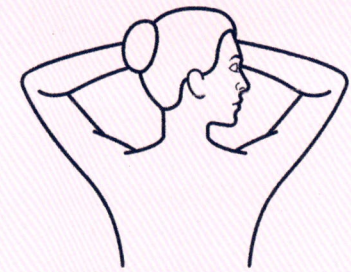

당신은 어떤가요?

상체를 살찌우는 습관
나도 모르게 하고 있지 않나요?

- ☐ 항상 새우등처럼 굽히고 있다
- ☐ 가방이 늘 무겁다
- ☐ 어깨가 결리는 지도 잘 모른다, 혹은 방치하고 있다
- ☐ 나도 모르게 어깨에 힘이 들어가 있다
- ☐ 호흡이 얕다
- ☐ 자세가 나쁘다
- ☐ 사이즈가 맞지 않는 브래지어를 하고 있다
- ☐ 발목이 뻣뻣하다

PART 3

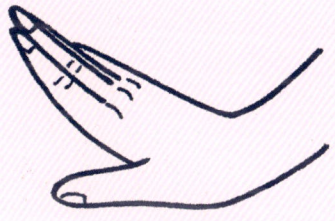

상체 누르기

아무리 고민해도 답이 안 나오는 상체 부위.
눈에 거슬리는 우람한 팔뚝과 우뚝 솟은 어깨, 등에서 떨어질 줄 모르는 군살…….
이대로 가다간 굴러다닐 것 같은 그 느낌!
등과 어깨의 군살을 제거해서 보디라인을 살려봅시다.
목표는 티셔츠 한 장에도 멋이 나는 몸매입니다.

| Lower body | **Upper body** | Around the face |

11

1세트 **2분**

자신 있게 드러낼 수 있는 라인으로 변신
잘록한 허리를 만든다

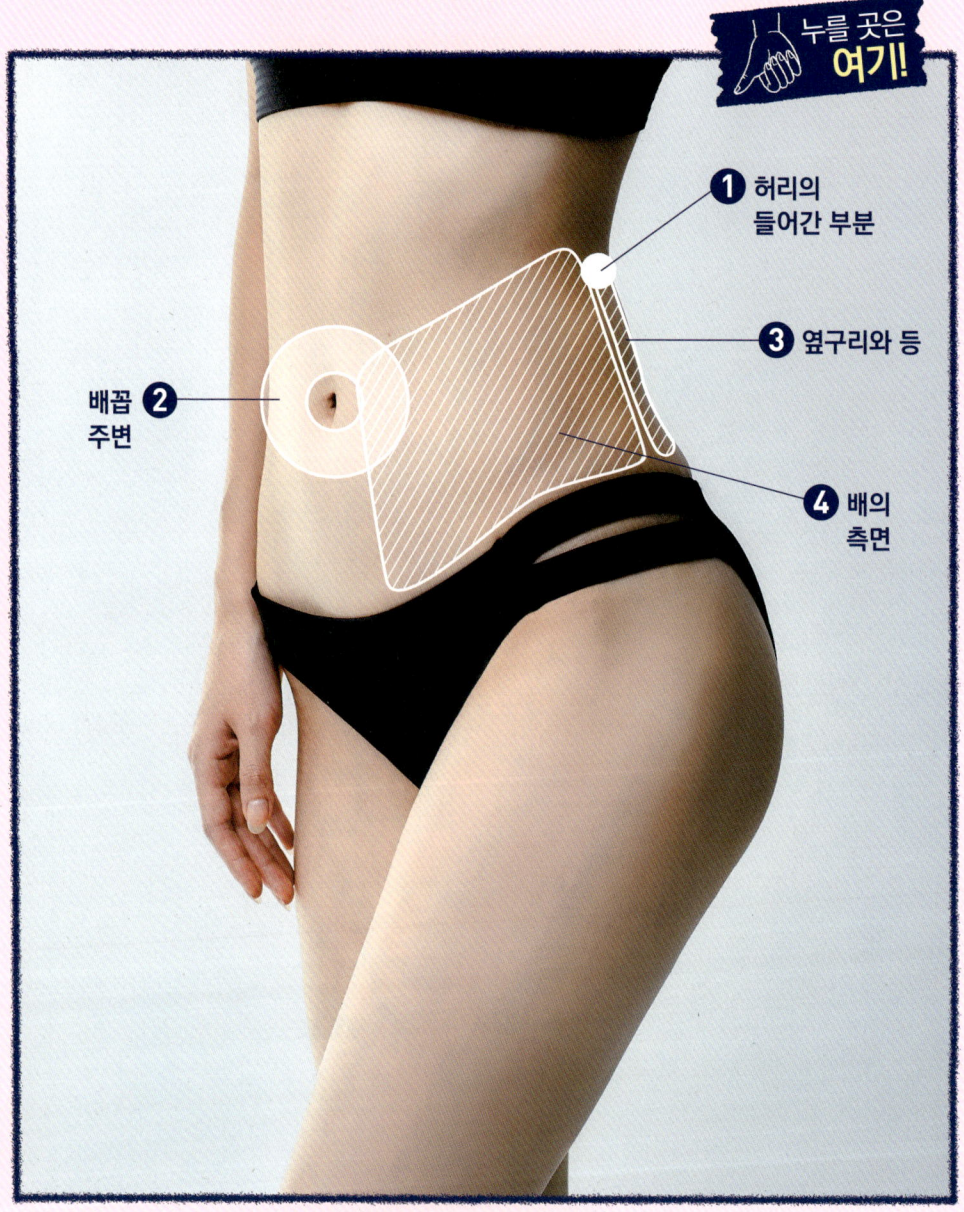

누를 곳은 **여기!**

❶ 허리의 들어간 부분
❷ 배꼽 주변
❸ 옆구리와 등
❹ 배의 측면

🖐 누르는 방법 🖐

❶

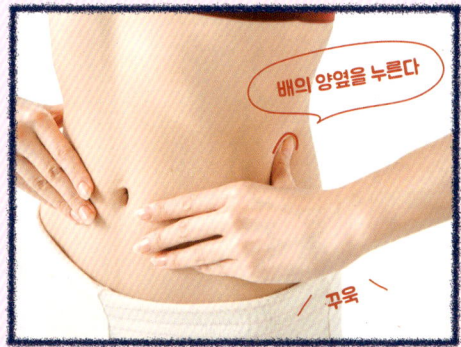

허리의 들어간 부분을 누른다
허리에서 잘록하게 들어간 부분을 엄지 누르기로 누릅니다. 근육에 수직이 되도록 누르는 게 포인트.

❷

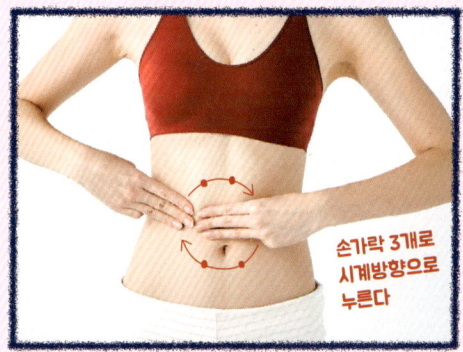

배꼽 주변을 누른다
배꼽을 중심으로 원을 그리듯 엄지&검지, 약지 누르기로 누릅니다. 배 주변에는 디톡스 효과를 내는 경혈이 다수 분포하고, 림프샘도 있어서 군살을 제거하는 효과가 있습니다.

❸

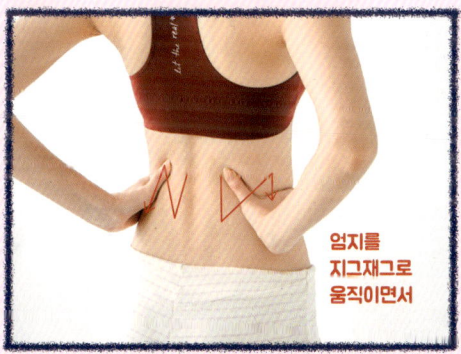

옆구리부터 등 전체를 누른다
허리에서 잘록하게 들어간 부분에 손을 대고 엄지 누르기로, 등 전체를 가운데에서 바깥쪽을 향해 지그재그로 누릅니다.

❹

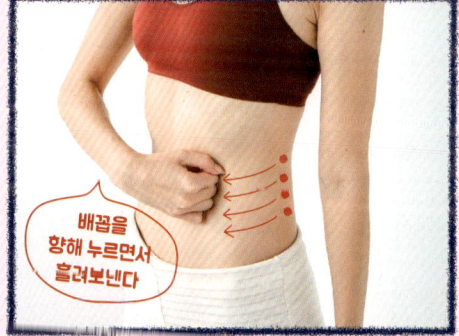

배의 측면을 눌러 흘려보낸다
허리의 잘록하게 늘어간 부분에서 배의 중심을 향해 두 번째 관절 누르기로 배의 측면을 밀어내듯 누릅니다. 배의 반대쪽 측면도 똑같이 실시합니다.

| Lower body | **Upper body** | Around the face |

12

1세트 2분

나도 배가 쏙 들어가 봤으면!
아랫배를 홀쭉하게 만든다

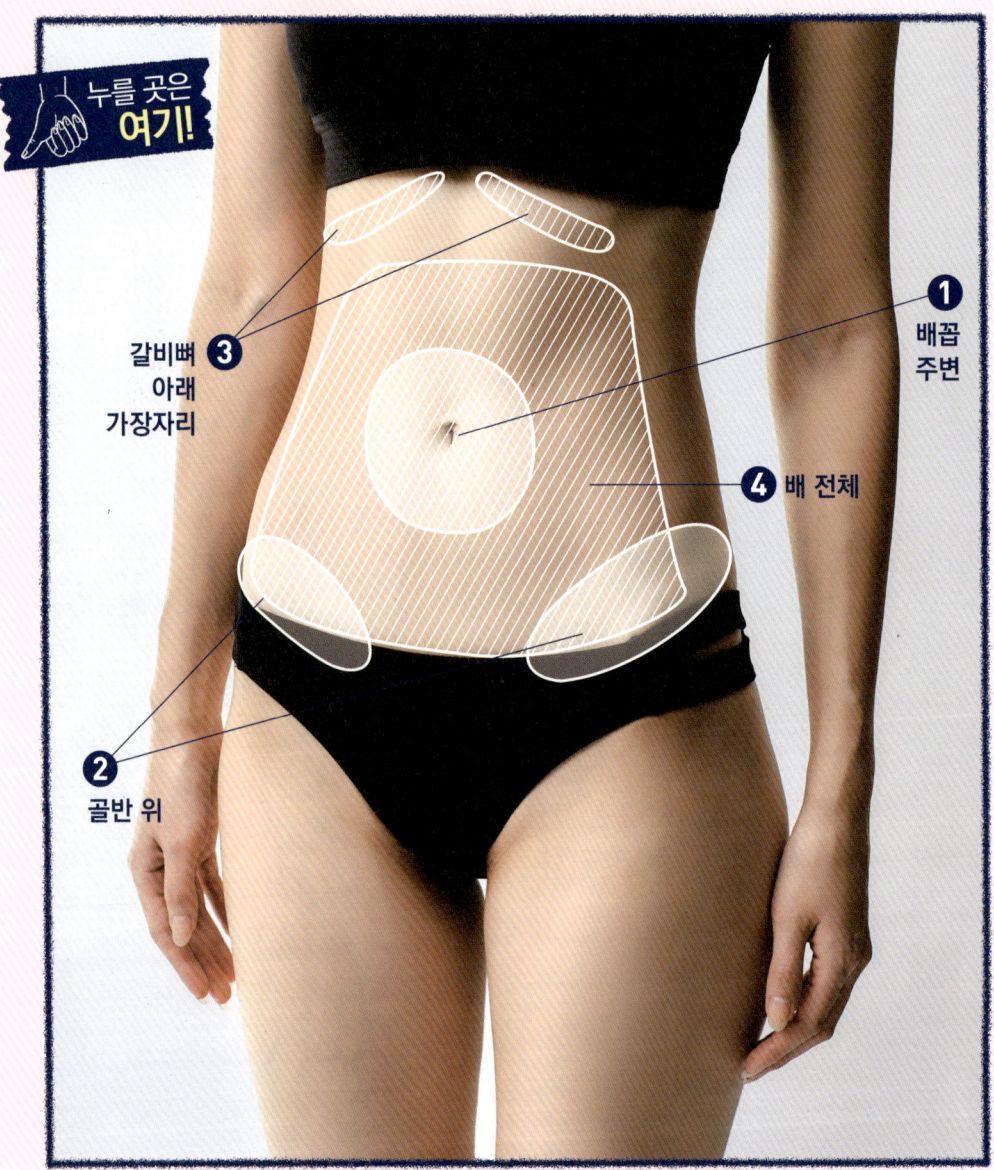

누를 곳은 **여기!**

③ 갈비뼈 아래 가장자리

① 배꼽 주변

④ 배 전체

② 골반 위

🌕 누르는 방법 🌕

❶

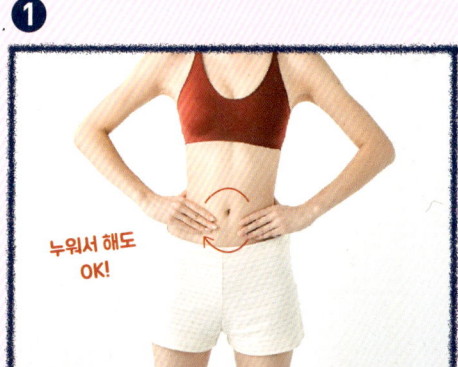

누워서 해도 OK!

배꼽 주변을 누른다
배 주변을 검지&중지, 약지 누르기로 시계방향으로 누르면서 자극합니다.

❷

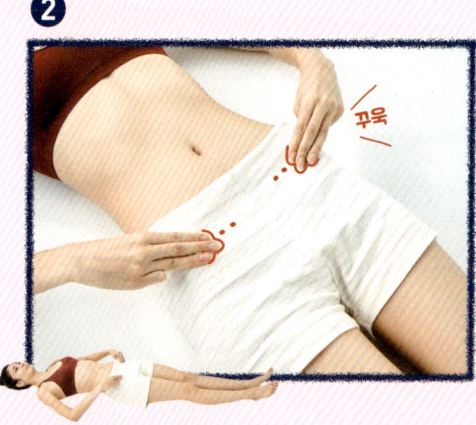

꾸욱

골반 위를 누른다
골반을 따라 가로 방향으로 검지&중지, 약지 누르기로 누릅니다.

❸

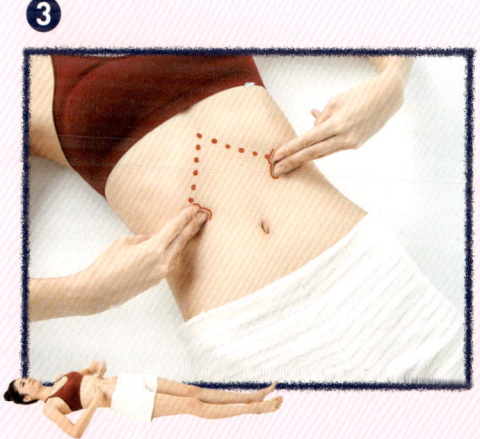

갈비뼈 가장자리를 누른다
갈비뼈 가장사리를 검지&중지, 약지 누르기로 누릅니다.

❹

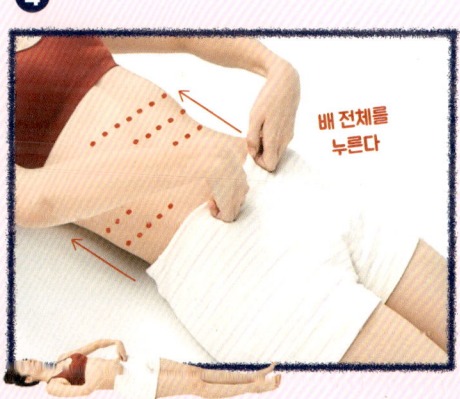

배 전체를 누른다

배 전체를 누른다
아랫배에서 가슴을 향해 두 번째 관절 누르기로 배 전체를 빠짐없이 자극합니다.

| Lower body | **Upper body** | Around the face |

#13

1세트 **2분**

아름다운 옆 라인의 완성
팔뚝 둘레를 반으로 줄인다

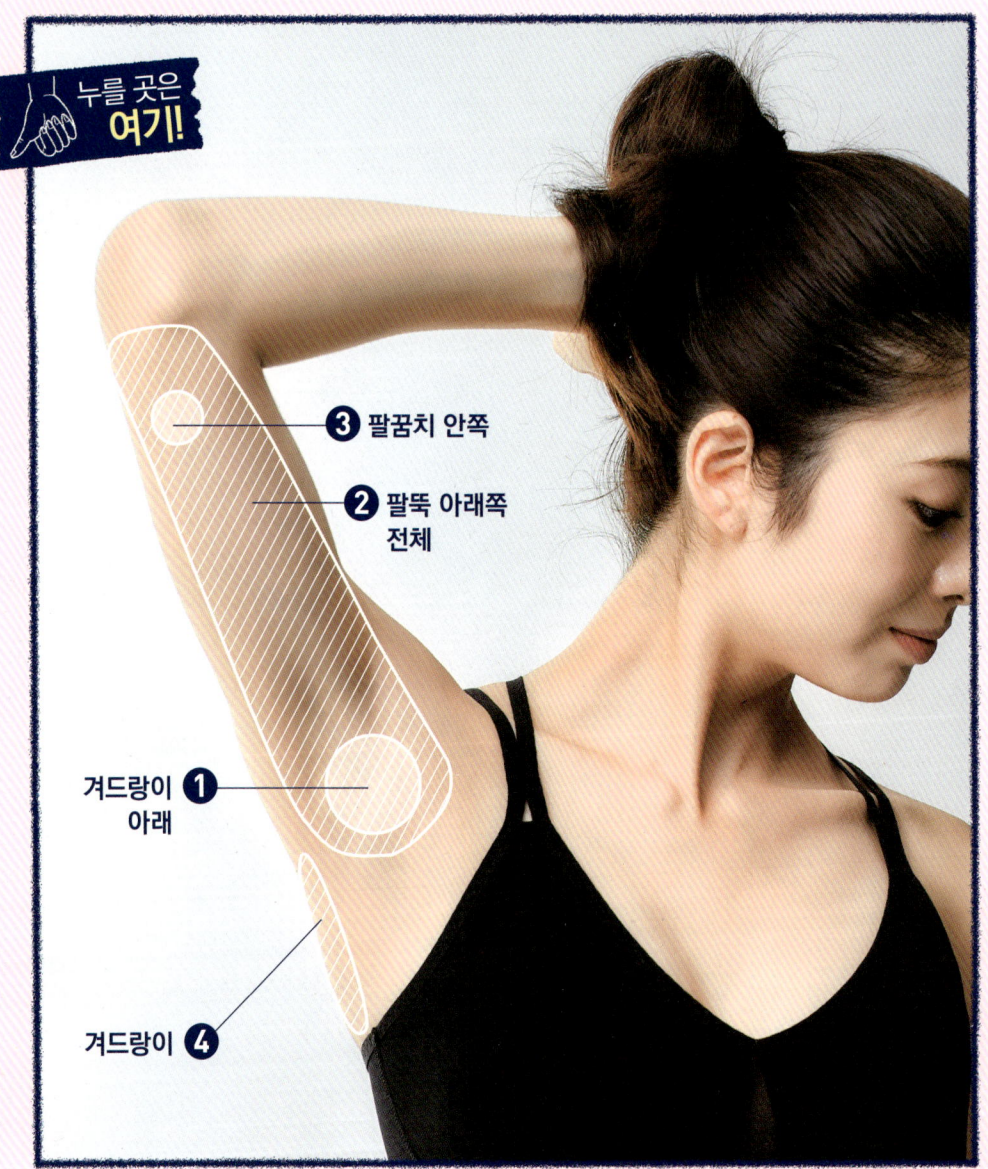

누를 곳은 **여기!**

❸ 팔꿈치 안쪽
❷ 팔뚝 아래쪽 전체
❶ 겨드랑이 아래
❹ 겨드랑이

70 누르면, 빠진다

누르는 방법

❶
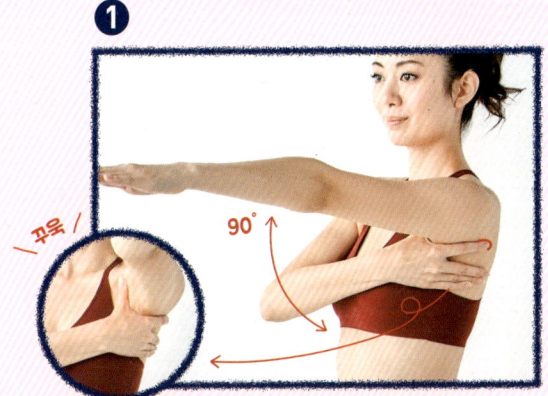
겨드랑이 아래를 누른다
몸에 수직이 되게 팔을 올리고, 겨드랑이를 엄지 &검지 누르기로 잡고 충분히 누릅니다.

❷
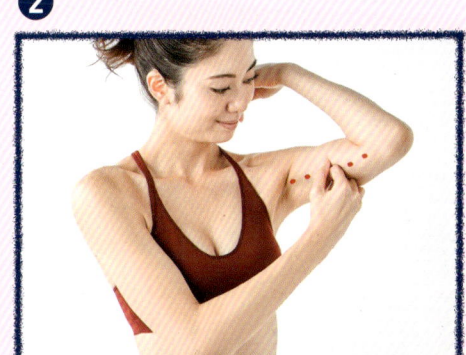
팔뚝 아래쪽 전체를 누른다
팔뚝 아래쪽 전체를 두 번째 관절 누르기로 누릅니다. 팔꿈치부터 겨드랑이 아래까지 꼼꼼히 누릅니다.

❸
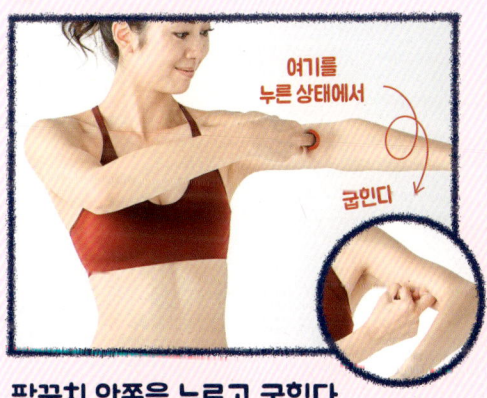
팔꿈치 안쪽을 누르고 굽힌다
팔꿈치 안쪽을 중지 갈고리 누르기로 누르고, 팔을 안쪽으로 굽힙니다. 팔을 굽히면 중지 갈고리 누르기가 더 확실히 됩니다.

❹
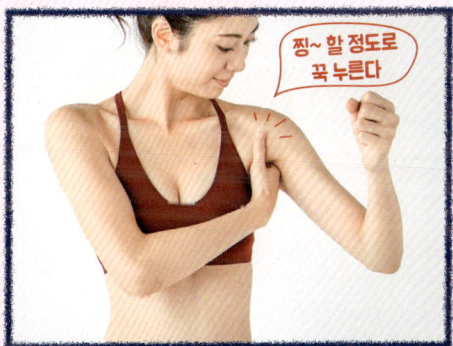
겨드랑이 아래를 주먹으로 누른다
겨드랑이 아래에 엄지를 뺀 주먹을 넣고 두 번째 관절 누르기로 누릅니다. 반대쪽 팔도 똑같이 실시합니다.

14

1세트 2분

등과 허리 라인에 살아나는 자신감
등에 붙은 군살을 제거한다

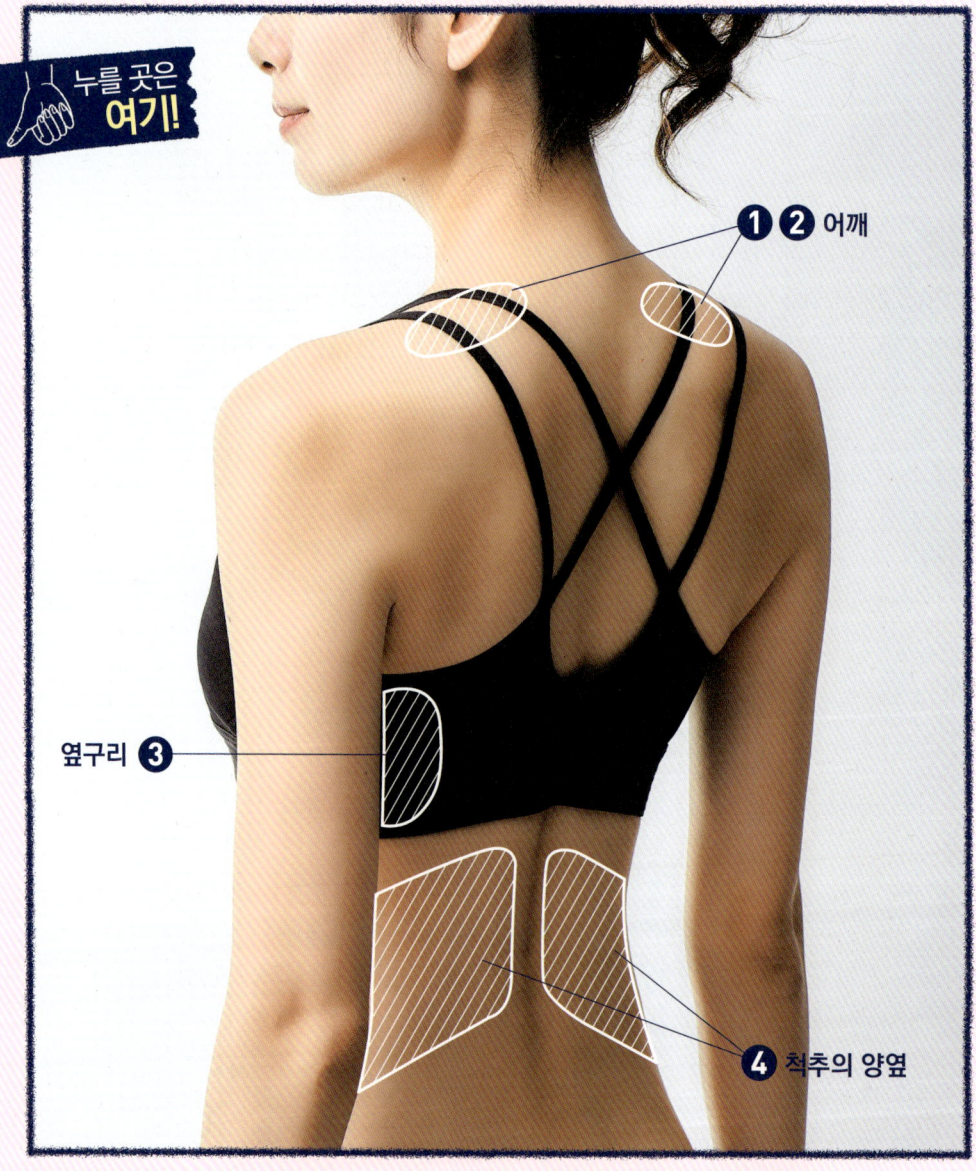

누를 곳은 **여기!**

❶❷ 어깨

옆구리 ❸

❹ 척추의 양옆

😊 누르는 방법 😊

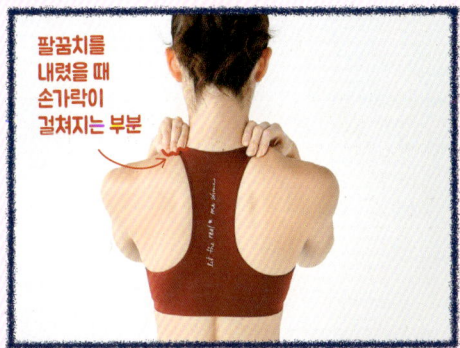

목의 시작 부분을 누른다

검지&중지, 약지 누르기로 손끝을 어깨에 걸듯이 가지런히 얹고 누릅니다.

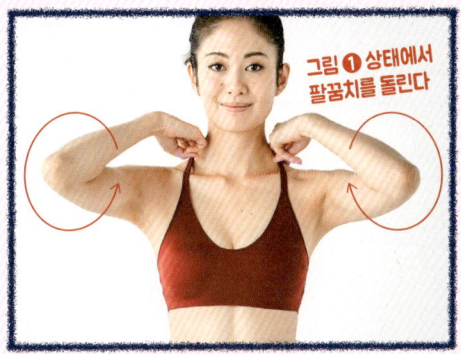

팔꿈치를 돌린다

검지&중지, 약지 누르기를 한 상태에서 팔꿈치를 올리고, 팔꿈치로 원을 그리듯 움직입니다. 날개뼈의 움직임을 느끼면서 합니다.

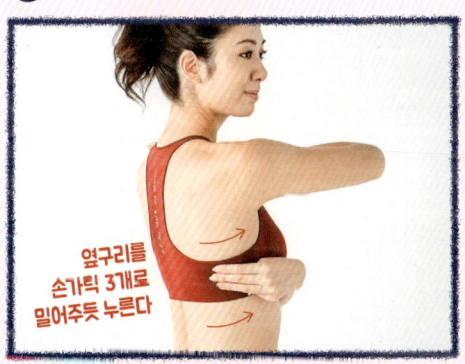

옆구리를 누르며 민다

검지&중지, 약지 누르기로 등에서 가슴 쪽으로 누르며 쓸어줍니다. 몸의 반대쪽 측면도 똑같이 실시합니다.

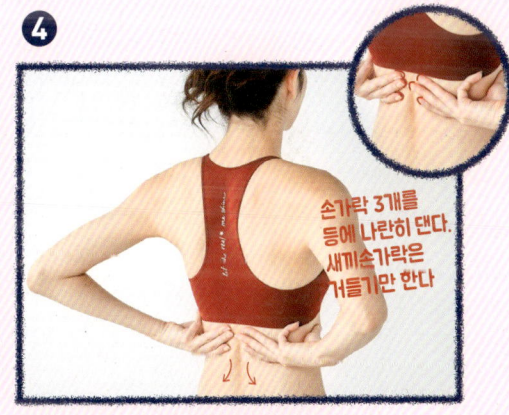

등살을 허리까지 쓸어내린다

엄지를 몸 측면에 대고, 척추 옆에 검지가 오게 한 뒤 검지&중지, 약지 누르기를 하면서 허리까지 쓸어내립니다.

Upper body

#15

1세트 2분

미인의 조건, 아름다운 팔 라인
가늘고 긴 팔을 만든다

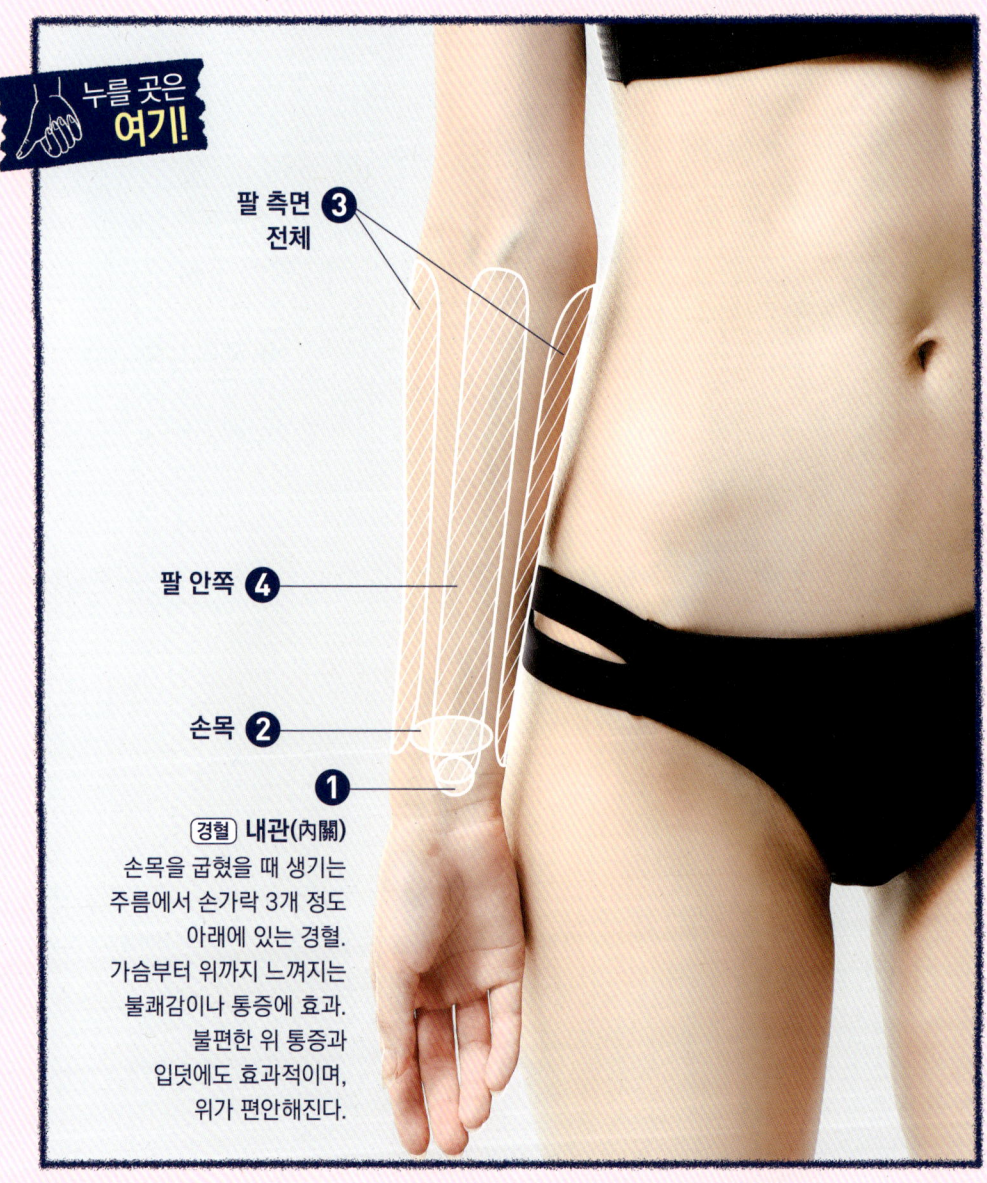

누를 곳은 **여기!**

팔 측면 전체 ❸

팔 안쪽 ❹

손목 ❷

❶

[경혈] 내관(內關)
손목을 굽혔을 때 생기는 주름에서 손가락 3개 정도 아래에 있는 경혈. 가슴부터 위까지 느껴지는 불쾌감이나 통증에 효과. 불편한 위 통증과 입덧에도 효과적이며, 위가 편안해진다.

🌼 누르는 방법 🌼

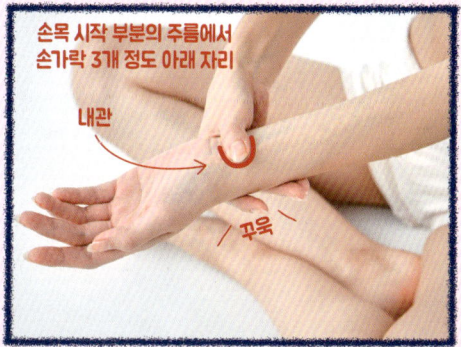

내관을 누른다

엄지&검지 누르기로 내관을 꾹 누릅니다.

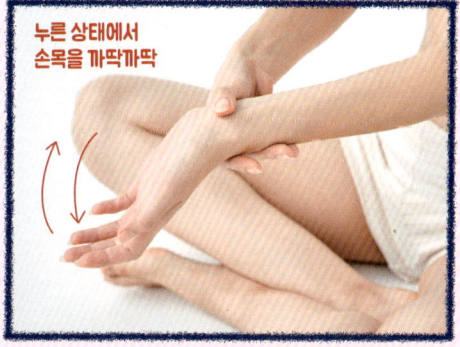

내관을 누르면서 움직인다

내관을 누른 채로 손목을 까딱까딱 움직입니다.

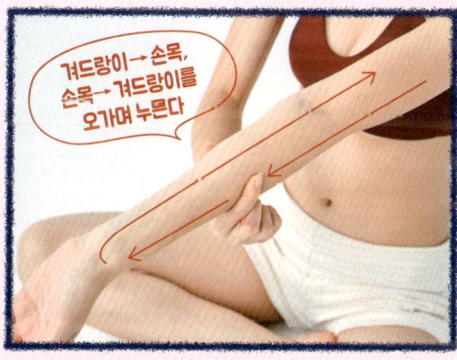

팔 측면 전체를 누른다

엄지&검지 누르기로 팔 측면 전체를 누릅니다. 겨드랑이에서 손목, 손목에서 겨드랑이를 왔다 갔다하며 V자를 그리듯 누릅니다.

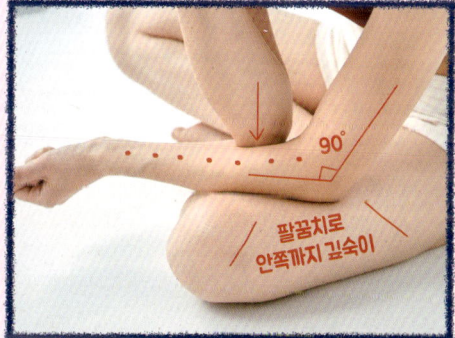

손목부터 팔꿈치까지 누른다

손목부터 팔꿈치까지 팔 안쪽을 팔꿈치 누르기로 누릅니다. 팔꿈치는 가능한 직각이 되게 합니다. 반대쪽 팔도 똑같이 실시합니다.

Lower body | **Upper body** | Around the face

16

1세트 1분

이성의 눈길이 머무르는 그곳
가늘고 긴 손가락을 만든다

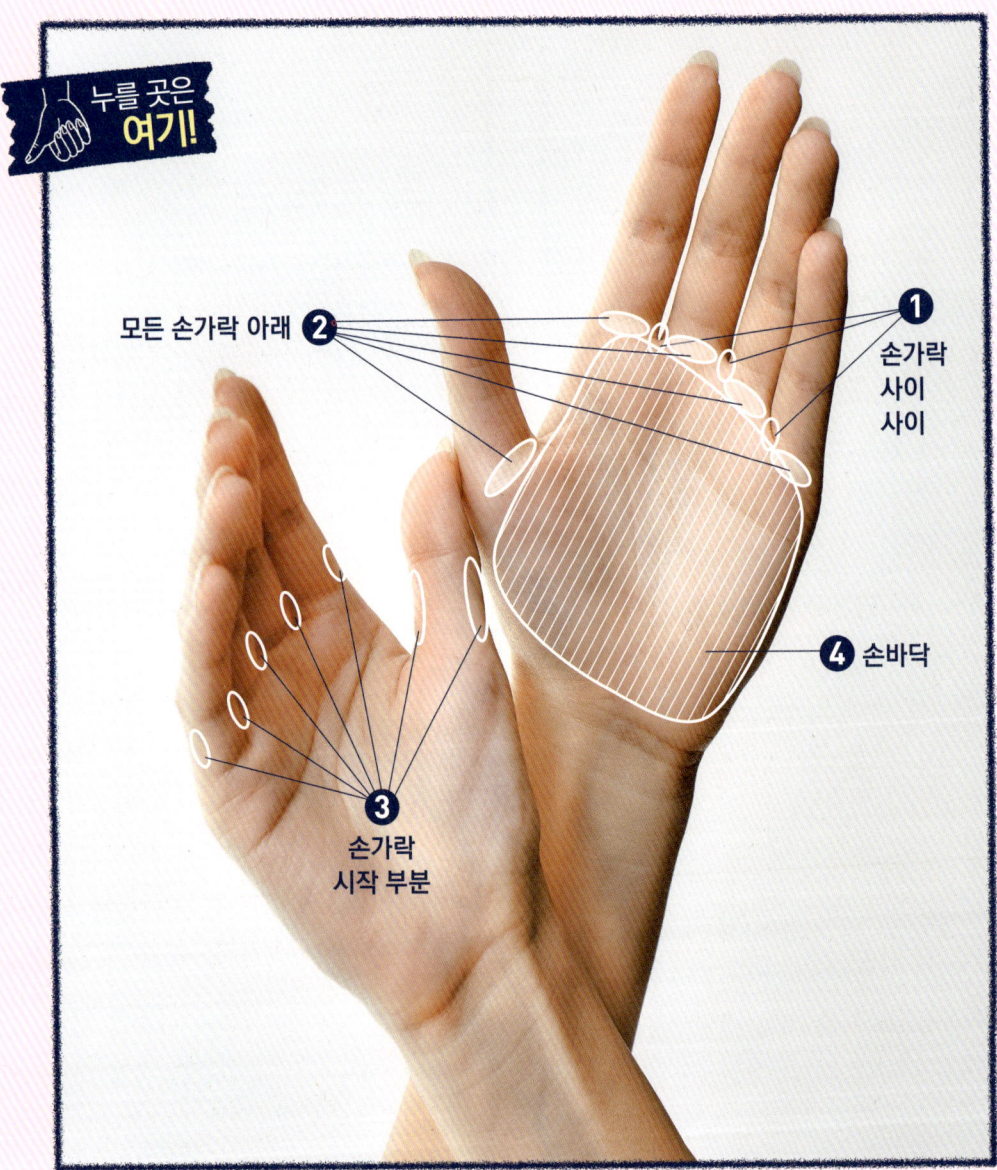

누를 곳은 여기!

❷ 모든 손가락 아래
❶ 손가락 사이 사이
❹ 손바닥
❸ 손가락 시작 부분

🟡 누르는 방법 🟡

 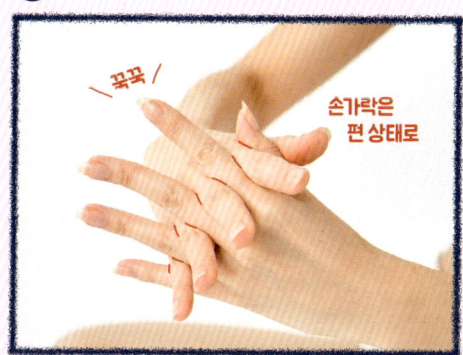

손깍지를 끼고 사이사이를 누른다
손깍지를 끼고 손가락 시작 부분에 힘을 주어 자극합니다. 손가락 아래에는 림프 반사구가 있어서 목 주변의 혈액 순환이 좋아집니다.

 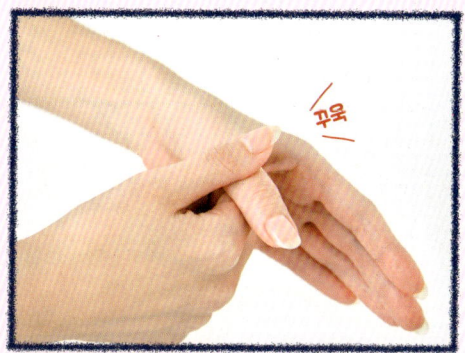

손가락 위아래를 순서대로 누른다
엄지&검지 누르기로 손가락 위아래를 잡고, 엄지부터 새끼손가락까지 손가락 시작 부분을 정성스럽게 누릅니다.

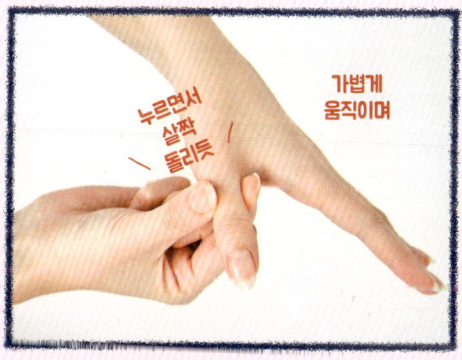

손가락 양옆을 순서대로 누른다
엄지&검지 누르기로 손가락 양옆을 잡고, 엄지부터 새끼손가락까지 손가락 시작 부분을 정성스럽게 누릅니다.

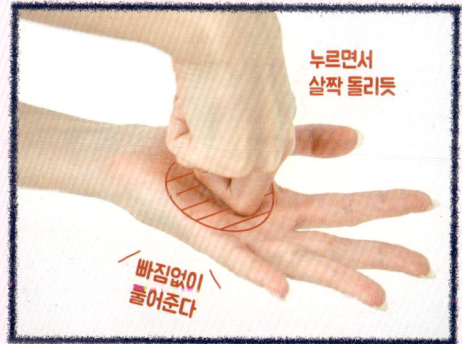

손바닥 전체를 누른다
중지 갈고리 누르기로 손바닥 전체를 꼼꼼히 누릅니다. 손가락 시작 부분부터 손목을 향해 갑니다. 반대쪽 손도 똑같이 실시합니다.

| Lower body | **Upper body** | Around the face |

#17

1세트 **2분**

어떤 옷을 입어도 자연스러운 라인
허리 위치를 끌어올린다

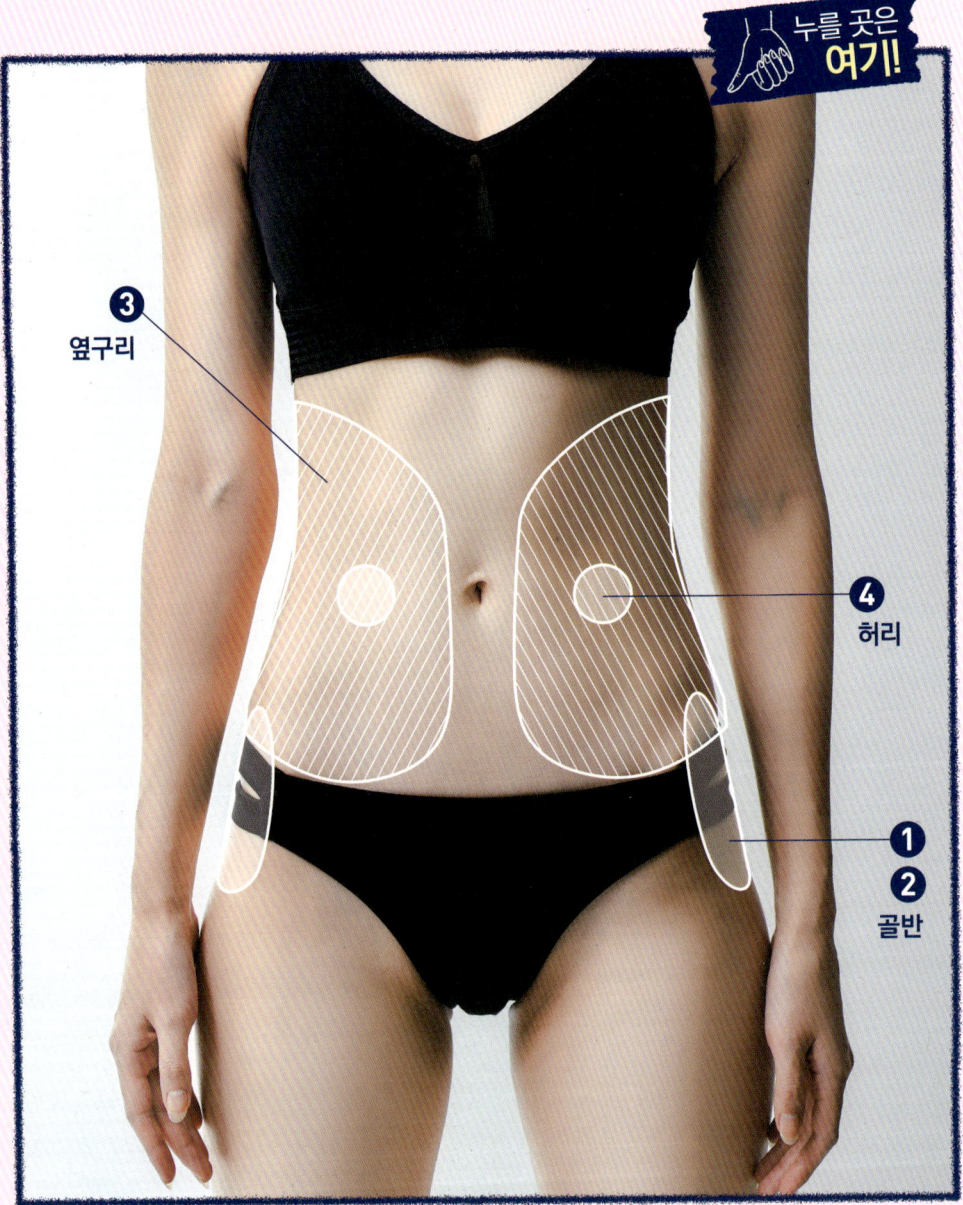

누를 곳은 **여기!**

❸ 옆구리

❹ 허리

❶
❷ 골반

🌼 누르는 방법 🌼

❶

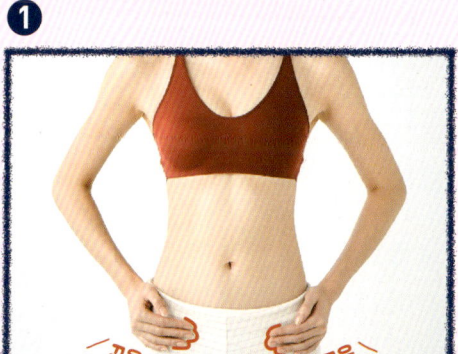

골반을 감싸 누른다
손바닥 누르기로 골반을 감싸듯 잡고 양옆에서 중심을 향해 누릅니다. **검지&중지, 약지 누르기**도 동시에 하면 순환 효과가 높아집니다.

❷

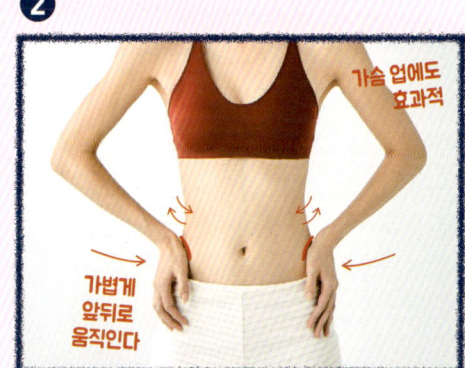

골반을 앞뒤로 움직인다
손바닥을 세로로 놓고 엄지 시작 부분을 골반에 걸친 뒤 **손바닥 누르기**를 합니다. 골반을 가볍게 움직입니다.

❸

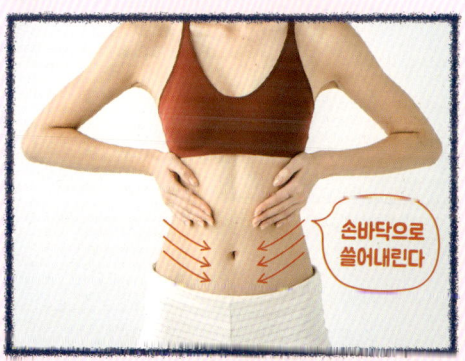

몸 중앙을 향해 쥐어짜듯 누른다
손바닥 누르기로 갈비뼈부터 아랫배까지 허리 라인을 만든다는 느낌으로 눌러서 정돈합니다.

❹

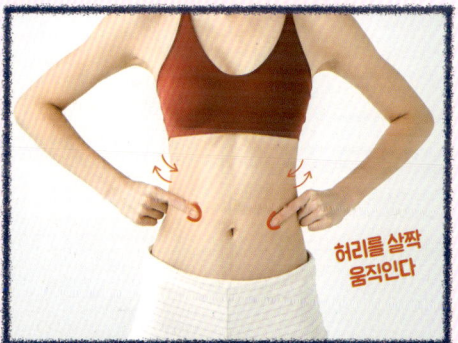

허리를 누르면서 흔든다
허리의 잘록한 부분을 엄지와 검지 사이에 끼우고, **엄지&검지 누르기**로 누르면서 허리를 앞뒤로 살짝 흔듭니다.

Lower body | **Upper body** | **Around the face**

18

1세트 1분

넓고 경직된 어깨가 고민이라면
긴장한 어깨를 풀어준다

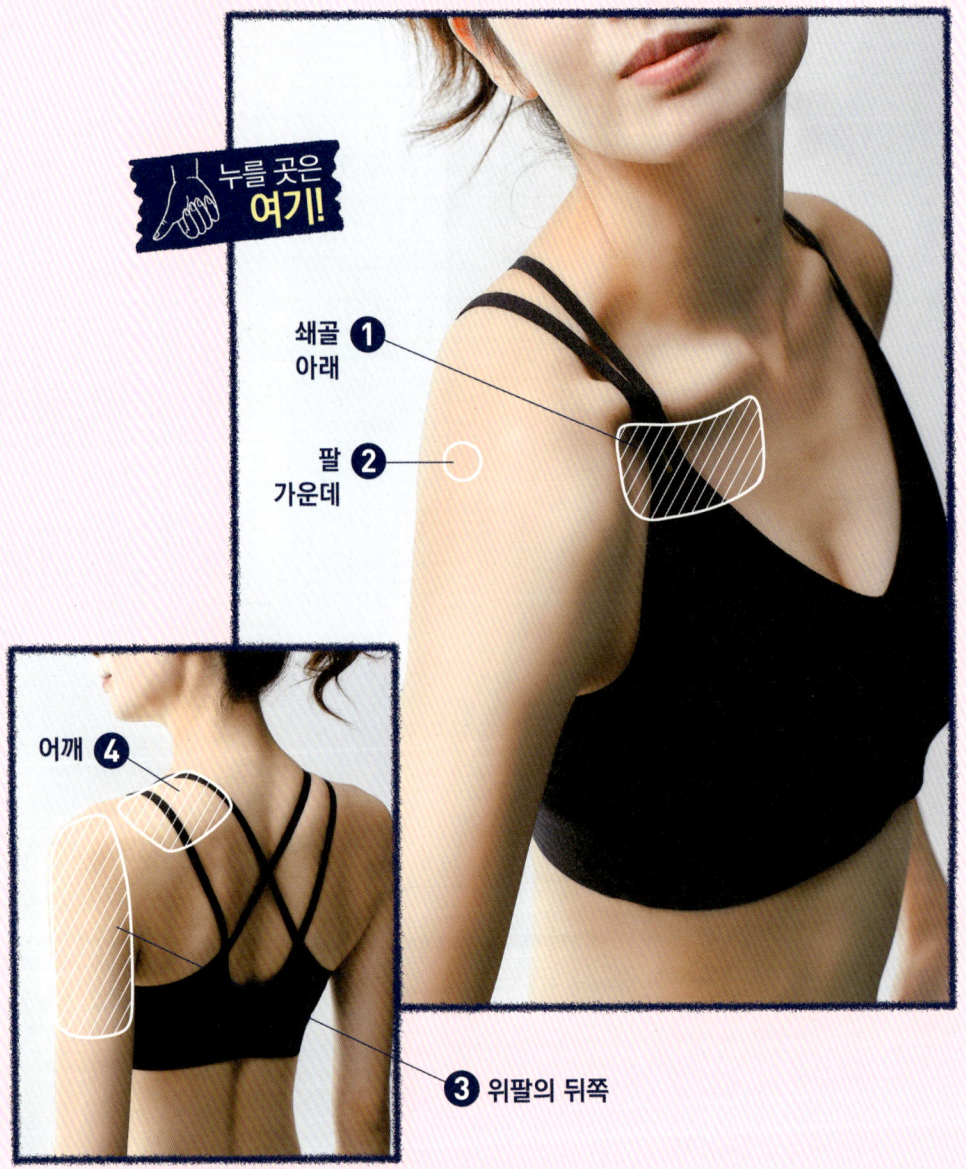

누를 곳은 여기!

① 쇄골 아래
② 팔 가운데
③ 위팔의 뒤쪽
④ 어깨

🌼 누르는 방법 🌼

❶

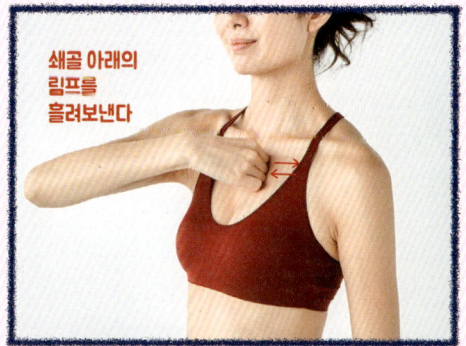

쇄골 아래를 누른다
쇄골 아래를 두 번째 관절 누르기로 누르면서 좌우로 움직입니다.

❷

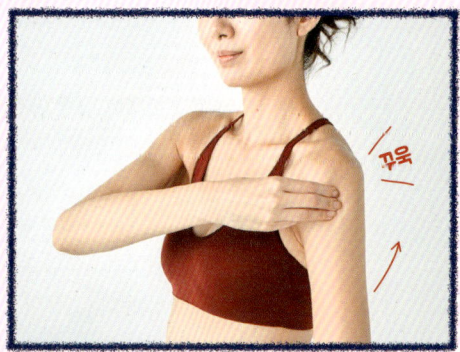

팔 가운데를 누른다
어깨 아래쪽 팔 가운데를 검지&중지, 약지 누르기로 누르면서 팔을 올렸다 내렸다 합니다.

❸

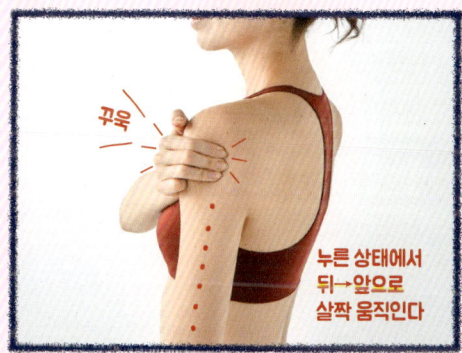

팔을 손바닥과 손가락으로 잡는다
어깨에서 손목까지 팔 전체를 검지&중지, 약지 누르기로 누르면서 손바닥으로도 같이 누릅니다.

❹

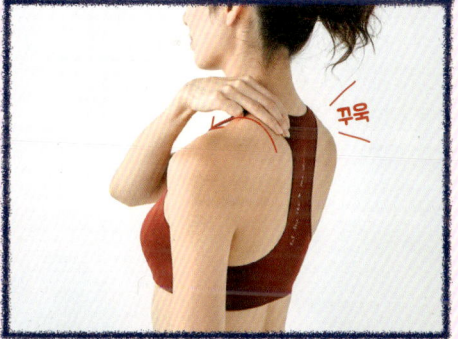

쇄골까지 쓸어내린다
검지&중지, 약지 누르기로 날개뼈 안쪽에서 어깨를 향해 쇄골까지 쓸어내립니다. 반대쪽 팔도 똑같이 실시합니다.

| Lower body | **Upper body** | Around the face |

19

1세트 **2분**

얇은 옷을 입을 때 드러나는 자신감
우아한 목과 어깨 라인을 만든다

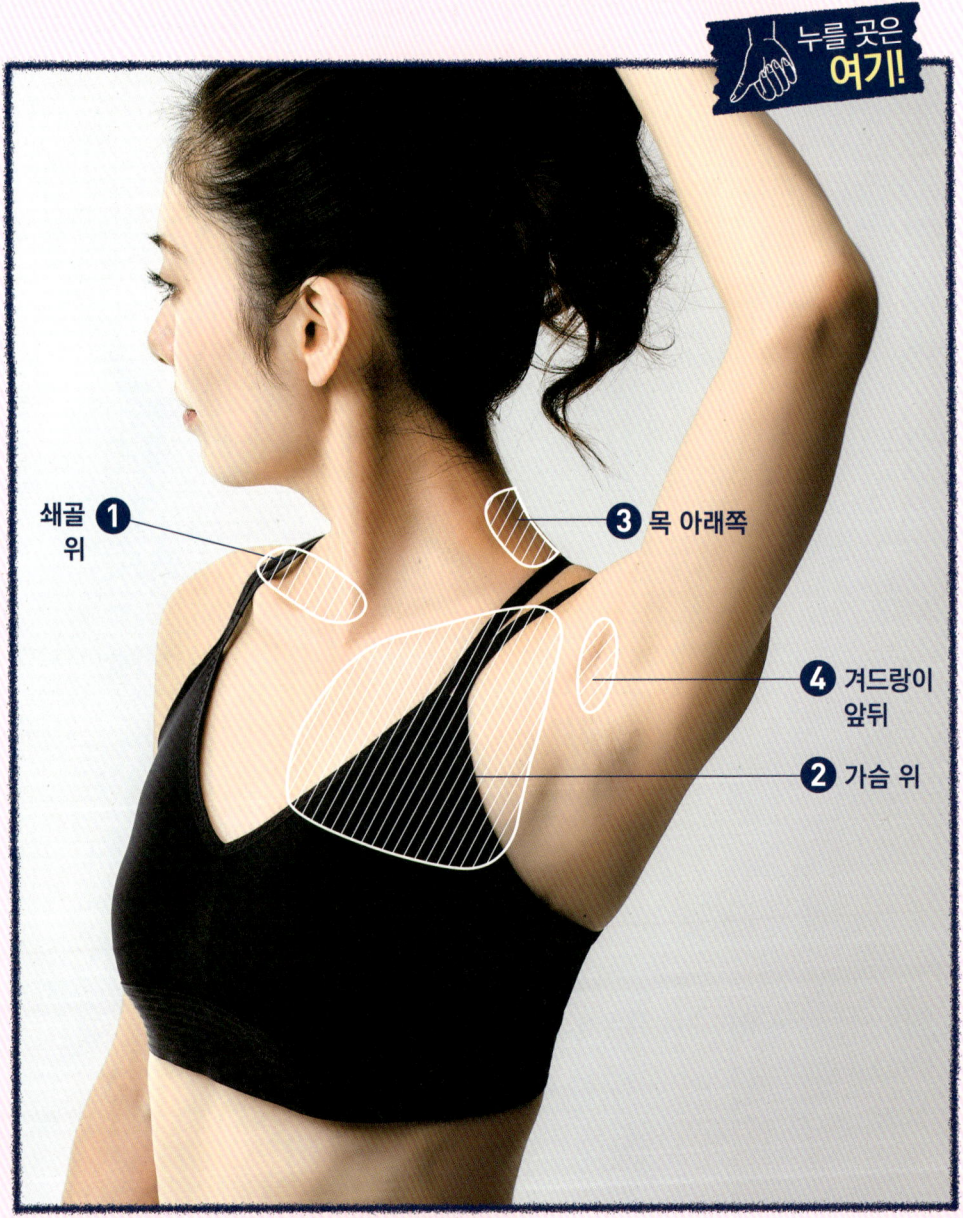

누를 곳은 **여기!**

- ❶ 쇄골 위
- ❷ 가슴 위
- ❸ 목 아래쪽
- ❹ 겨드랑이 앞뒤

누르는 방법

❶

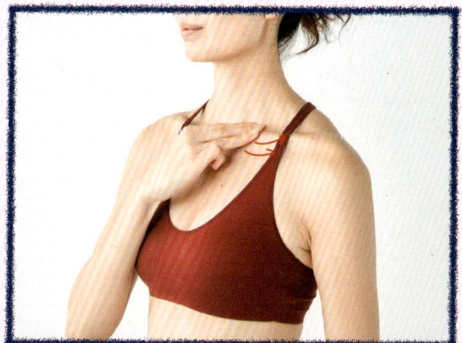

쇄골 위를 누른다
검지&중지, 약지 누르기로 쇄골 위를 꾹 누릅니다. 손가락을 쇄골에 넣는다는 느낌으로 힘주어 누릅니다.

❷

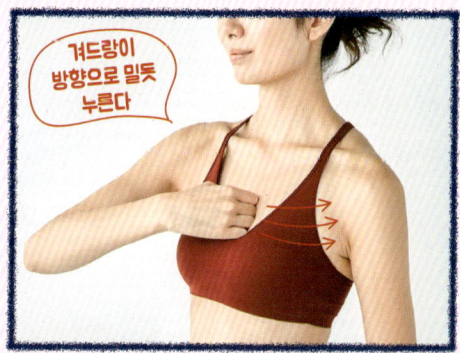

가슴 중앙에서 겨드랑이를 향해 누른다
두 번째 관절 누르기로 가슴 중앙에서 겨드랑이 쪽으로 가슴 위를 누릅니다.

❸

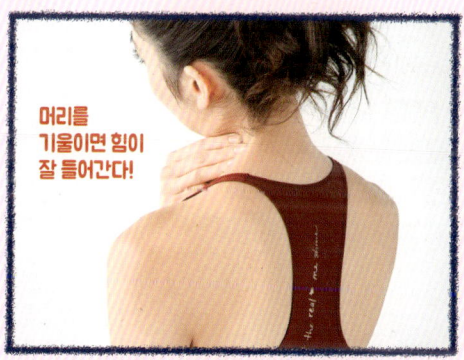

목 아래쪽을 누르며 머리를 기울인다
검지&중지, 약지 누르기로 손가락을 목 아래쪽에 대고, 머리를 옆으로 기울입니다. 어깨뼈를 느끼면서 누릅니다.

❹

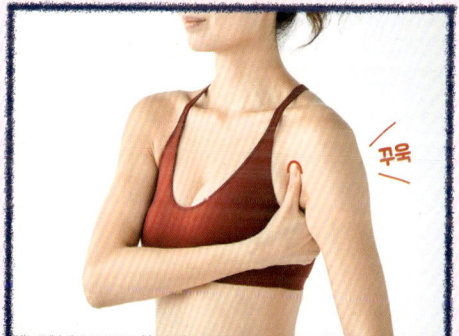

겨드랑이 앞뒤를 누른다
겨드랑이 사이에 손을 끼워 엄지&검지 누르기로 누릅니다. 반대쪽도 똑같이 실시합니다.

| Lower body | **Upper body** | Around the face |

#20

1세트 1분

내 손으로 완성하는 가슴 라인
아름다운 가슴을 만든다

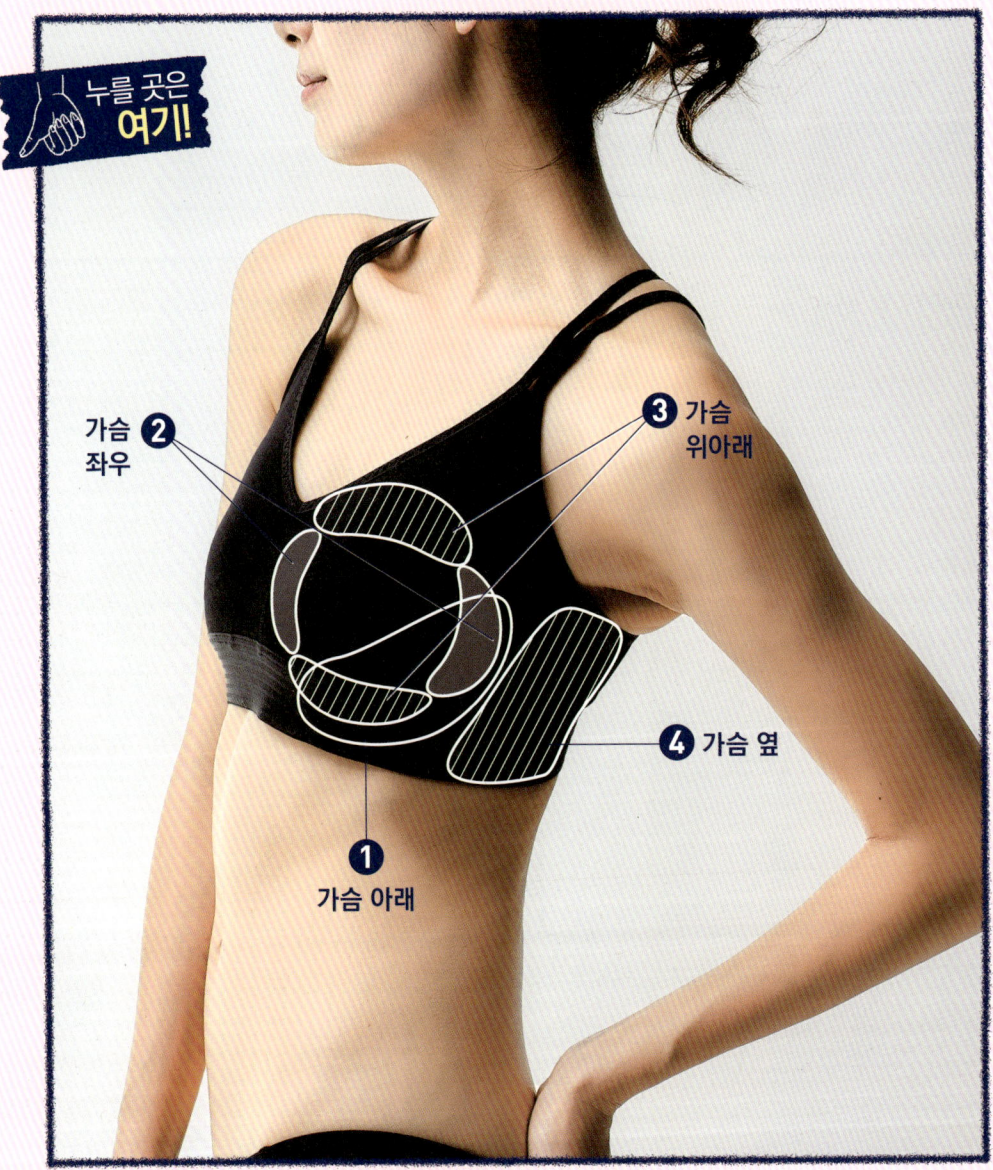

누르는 방법

①
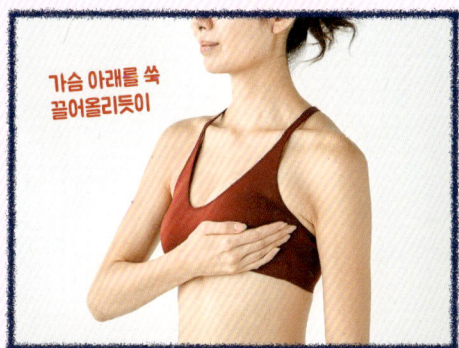

가슴 아래를 끌어올린다
가슴 아래에 손바닥을 밀착하고 가슴을 끌어올립니다.

②
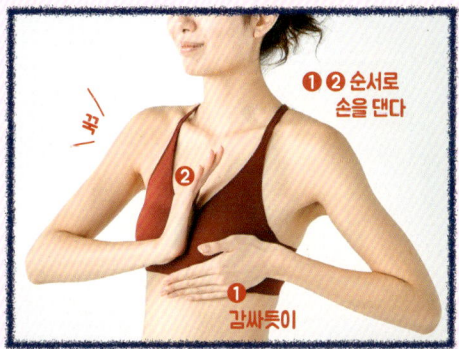

가슴을 좌우에서 누른다
양 손바닥을 가슴 아래와 가운데에 대고 누릅니다.

③
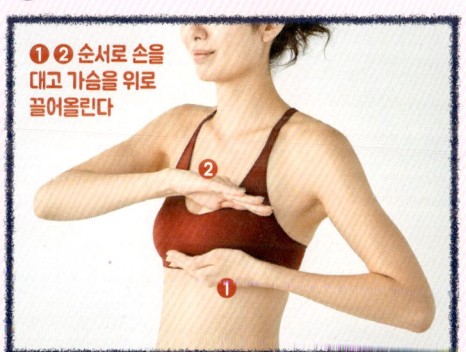

가슴을 위아래에서 누른다
양 손바닥을 가슴 위아래에 대고 누릅니다.

④
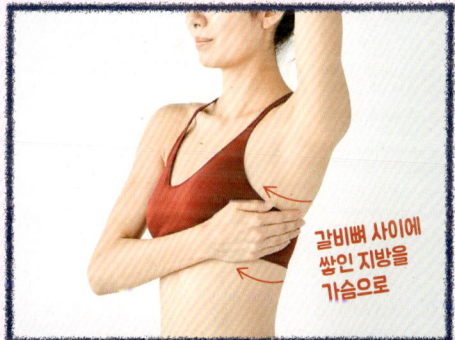

손가락으로 눌러 모은다
가슴에서 등으로 흐른 지방을 그러모으듯 끌어당깁니다. 반대쪽 가슴도 똑같이 실시합니다.

에너지 충전과 보디라인을 완성하는 아로마 제품

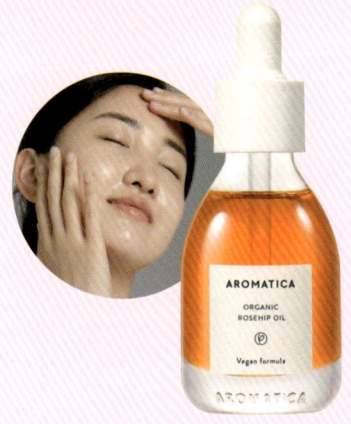

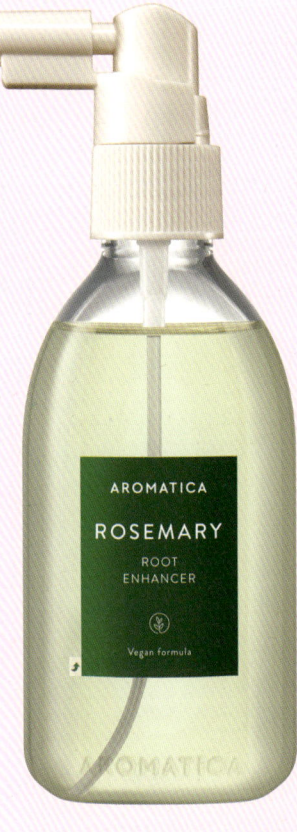

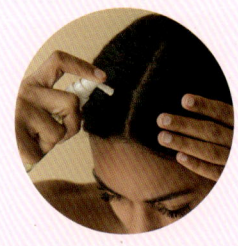

로즈마리 루트 인핸서
식물에서 유래한 성분만을 골라 담은 두피 강화 영양 토닉. 로즈마리와 소나무 잎의 시원한 성분이 노폐물로 막힌 두피 모공을 깨끗하게 하고, 건강한 모근과 풍성한 모발을 만들어줍니다. 두피에 스프레이 끝을 완전히 밀착시킨 후 뿌려줍니다.

유기농 로즈힙 오일
유럽 유기농 인증기관인 코스모스가 인정한 프리미엄 고보습 오일. 레몬의 20배에 달하는 비타민, 식이섬유, 단백질과 미네랄, 아미노산 등을 함유해 활력을 충전합니다. 2~3방울 떨어 얼굴 전체에 발라 흡수시키거나, 자기전, 로션이나 크림에 섞어 사용합니다.

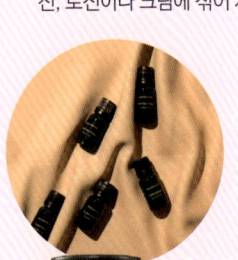

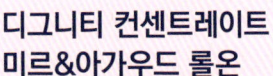

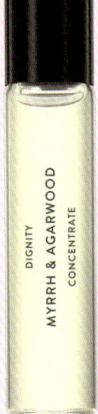

디그니티 컨센트레이트 미르&아가우드 롤온
탈진된 몸과 마음에 에너지를 불어넣는 오일. 롤온 방식으로 언제 어디서나 편하게 마사지할 수 있습니다. 귀 뒤에서 목, 쇄골과 심장 부근에 누르듯 바르고, 손바닥으로 가볍게 마사지하며 흡수시킵니다.

슬립 타이트 시너지 오일
편안한 숙면을 부르는 시너지 오일. 신선한 풀 내음이 불안을 잠재우고 깊은 잠에 빠져들게 합니다. 베개 밑이나 잠옷에 1~2방울 떨어뜨리거나, 마사지 혹은 목욕 후 사용하면 더욱 효과적입니다.

셀프 케어에 활용하기 좋은 아로마 제품을 추천합니다. 유기농 성분과 천연의 향으로, 집에서도 충분한 아로마테라피를 경험할 수 있습니다. 얼굴과 보디, 헤어 관리는 물론 충분한 릴렉스 효과로 건강한 수면까지 이어집니다.

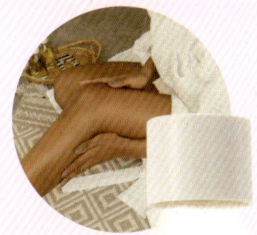

서큘레이팅 보디 오일 주니퍼 베리&진저

순환과 배출, 셀룰라이트 제거를 촉진하는 마사지에 효과적인 보디 오일. 북유럽에서 음식과 화장품에 많이 사용하는 주니퍼 베리와 진저의 따뜻한 성질이 에너지의 흐름을 촉진하여 몸속 코어 밸런스를 찾아줍니다.

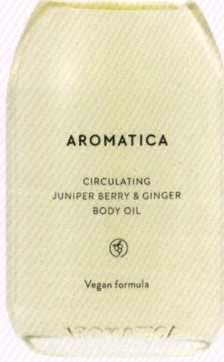

수딩 알로에 베라 젤

유기농 알로에 베라를 함유한 고보습 진정 수분 젤. 자극으로 붉어진 얼굴 등 진정이 필요한 부위에 바르면 빠르게 흡수되어 수분을 채워줍니다. 냉장 보관 후 사용하면 효과가 더 빠르고, 에센셜 오일을 1~2방울 섞어 얼굴과 보디 마사지에 사용하면 편안함이 느껴집니다.

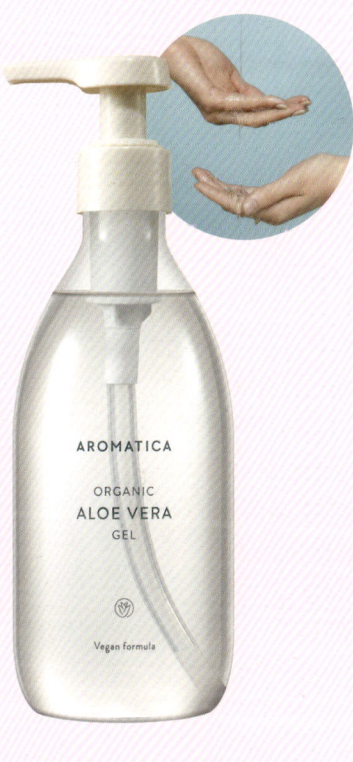

스톤 디퓨져

에센셜 오일을 머금고 천천히 확산시키며 공간을 채우는 규조토 100%의 친환경 스톤 디퓨저. 마사지 전이나 휴식을 취할 때, 시너지 오일을 스톤 디퓨저에 떨어뜨리면 우아하고 편안하게 홈 아로마테라피를 즐길 수 있습니다.

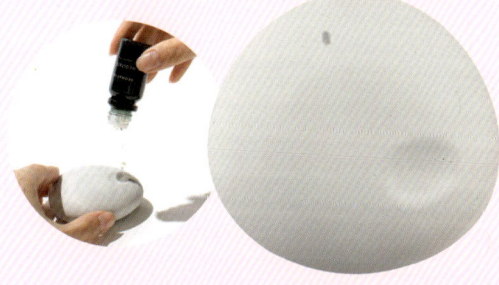

페이스 & 보디 마사지 툴

얼굴과 보디 마사지에 모두 사용하는 우드 마사지 기구. 손 마사지보다 강하고 정확한 자극으로 근육 사이를 지나는 신경과 혈관을 풀어줍니다. 근육 이완, 림프 순환, 노폐물 배출 등의 효과로 맑고 탄력 있는 피부를 만듭니다.

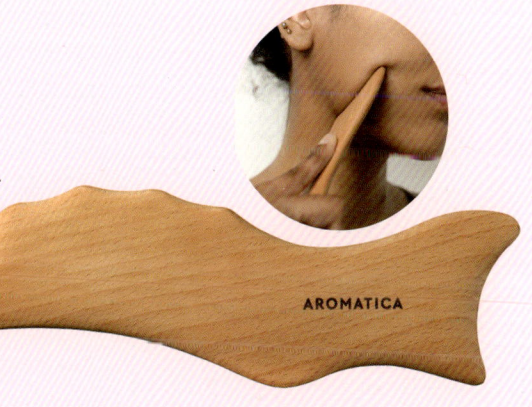

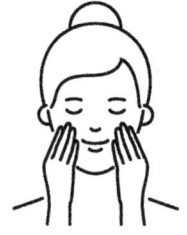

당신은 어떤가요?

얼굴을 살찌우는 습관
나도 모르게 하고 있지 않나요?

☐ 문득 정신 차려 보면 턱을 괴고 있다

☐ 화장품에 너무 신경을 쓴다

☐ 휴대폰을 볼 때 자세가 나쁘다

☐ 하루에도 몇 번이나 화장을 고친다

☐ 얼굴 마사지를 전혀 하지 않는다

☐ 매일 팩을 한다

☐ 세안을 너무 자주 한다

☐ 얼굴 부기에 신경쓰지 않는다

PART 4

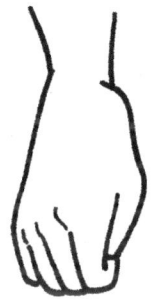

얼굴 누르기

얼굴은 누를수록 점점 작고 입체적으로 변합니다.
표정근을 풀어 노폐물을 배출하면 얼굴이 작아지고
혈색이 좋아져 바로 화사한 인상으로 바뀌죠.
화장 전에 얼굴을 누르면 온종일 화장이 잘 유지됩니다.

Lower body　　Upper body　　**Around the face**

\# 21　　　　　　　　　　　1세트 2분

흐릿해진 윤곽은 노안의 시작
매끈한 얼굴 라인을 만든다

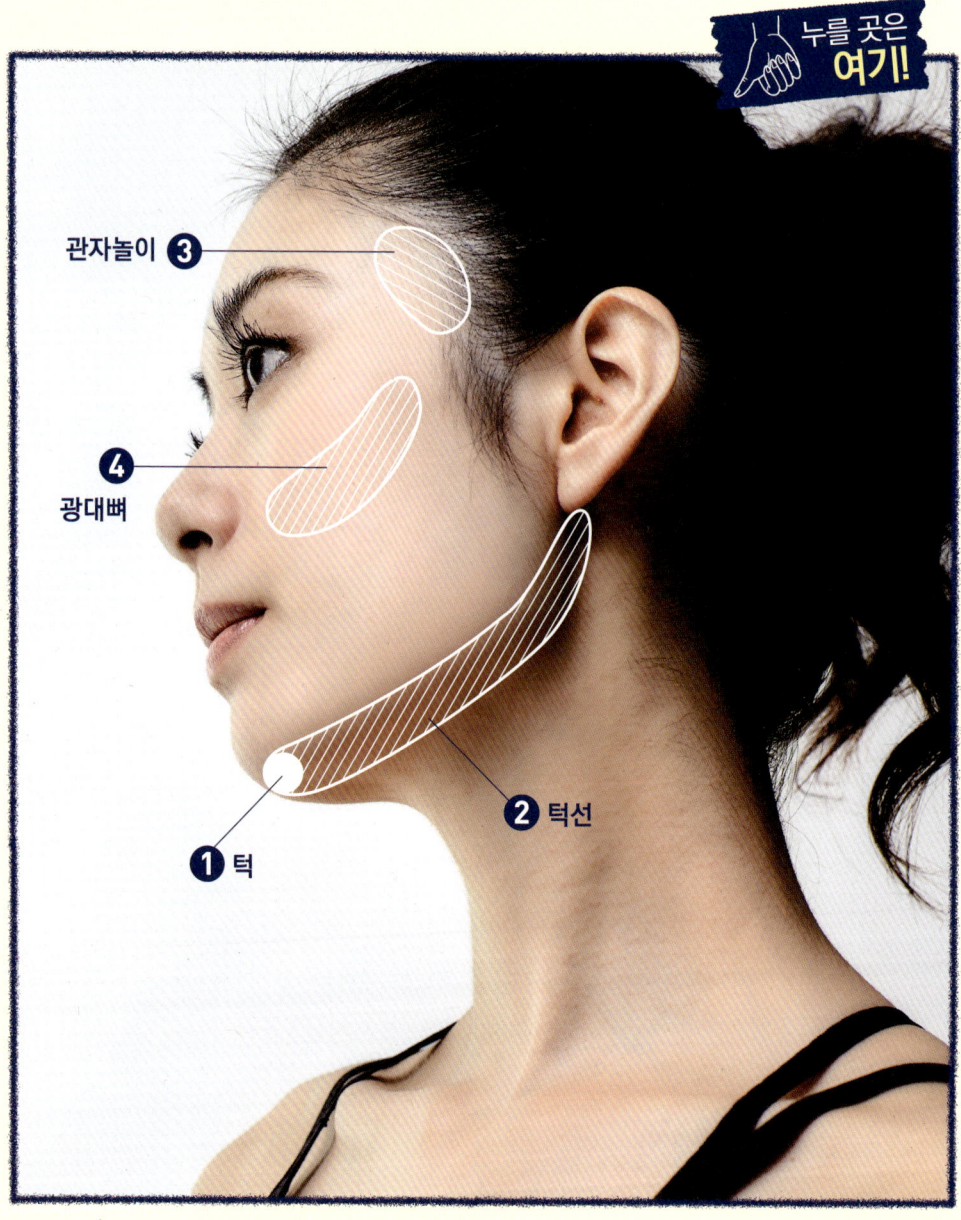

누르는 방법

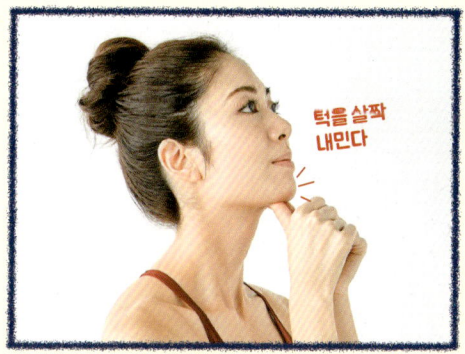

턱을 살짝 내민다

턱 아래를 누른다
엄지 누르기로 턱 아래에 움푹 들어간 곳을 꾹 누릅니다.

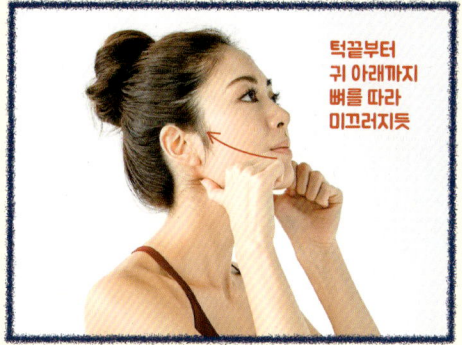

턱끝부터 귀 아래까지 뼈를 따라 미끄러지듯

턱선을 따라 누른다
양손 **엄지 누르기**로 턱선을 따라 턱끝부터 귀 아래까지 꼼꼼히 누릅니다.

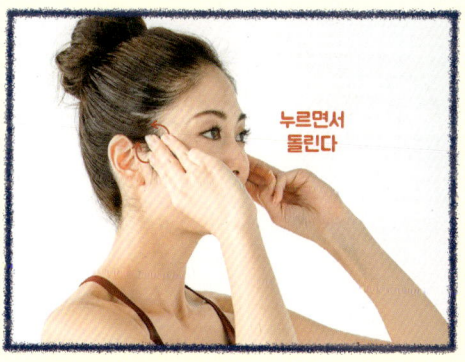

누르면서 돌린다

관자놀이를 누른다
관자놀이를 **검지&중지, 약지 누르기**로 헤어라인을 따라 누르면서 돌려줍니다.

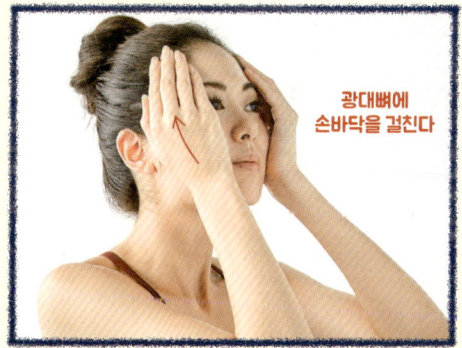

광대뼈에 손바닥을 걸친다

볼살을 눌러 올린다
엄지 시작 부분을 광대뼈 아래에 걸치듯 얹어 손바닥을 피부에 밀착하고 쓱 끌어올립니다.

22

1세트 **2분**

또렷한 얼굴 라인을 살리는 첫 걸음
이중턱을 없앤다

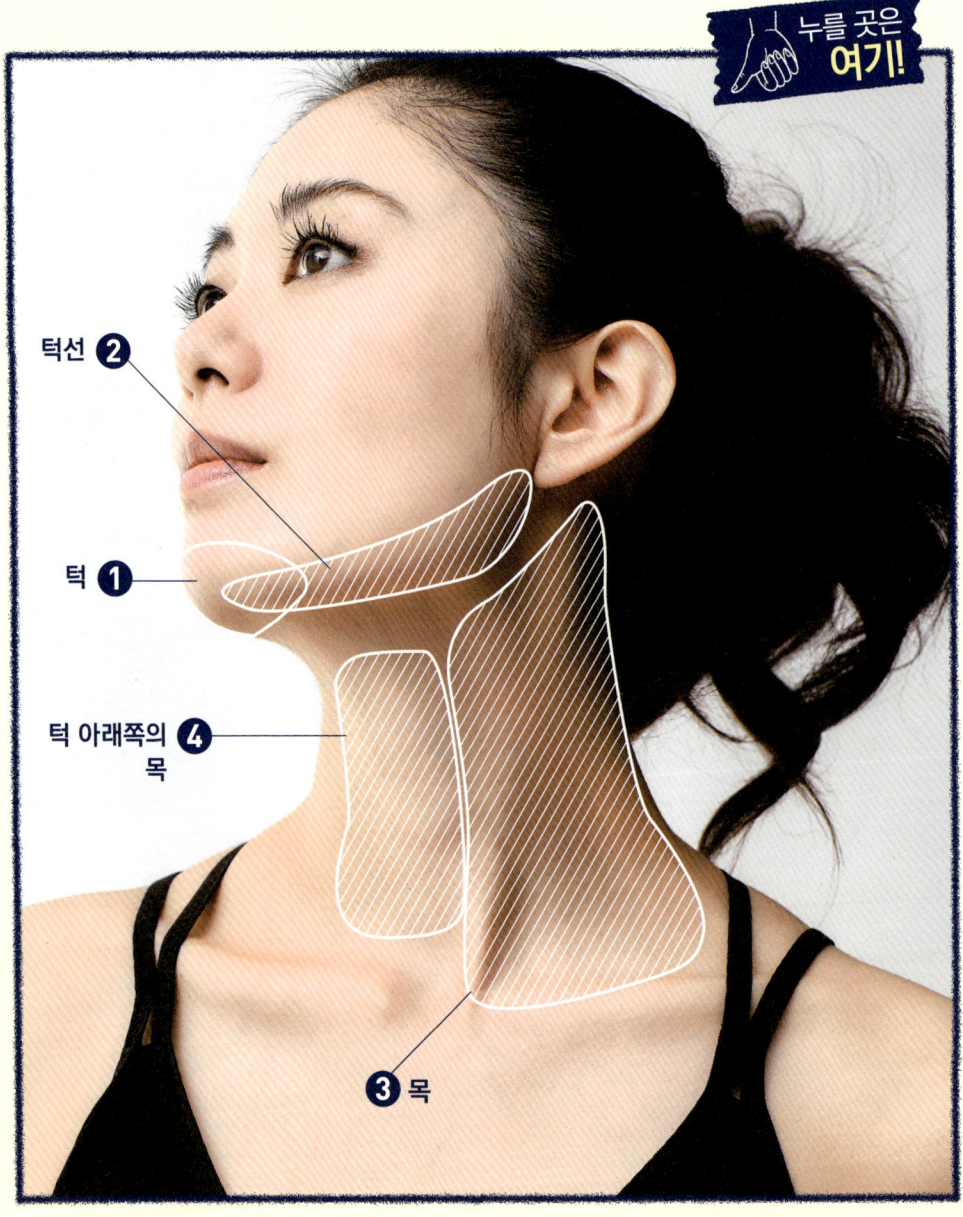

누를 곳은 **여기!**

- ❶ 턱
- ❷ 턱선
- ❸ 목
- ❹ 턱 아래쪽의 목

🌼 누르는 방법 🌼

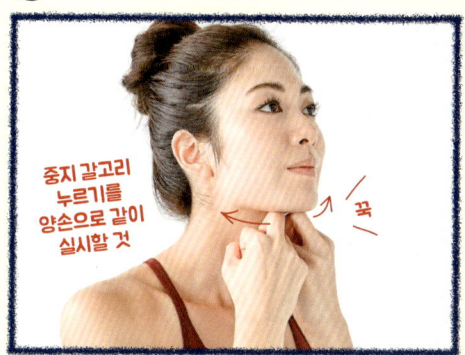

턱뼈 부근을 누른다

양손 중지 갈고리 누르기로 턱뼈를 따라 꾹꾹 눌러 올립니다.

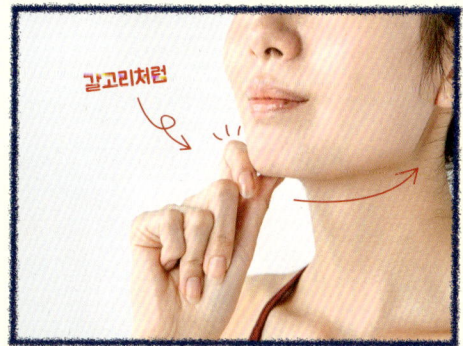

턱끝부터 턱선을 따라 쓸어올린다

엄지&검지 누르기로 턱뼈를 쥐고, 누르면서 귀쪽으로 움직입니다. 반대쪽 턱도 똑같이 실시합니다.

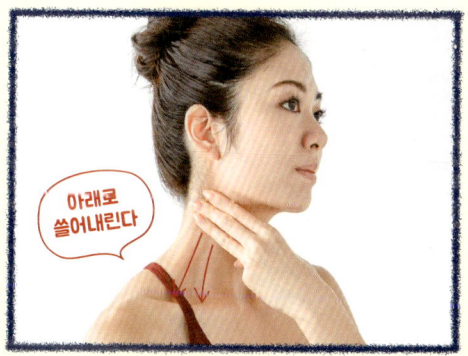
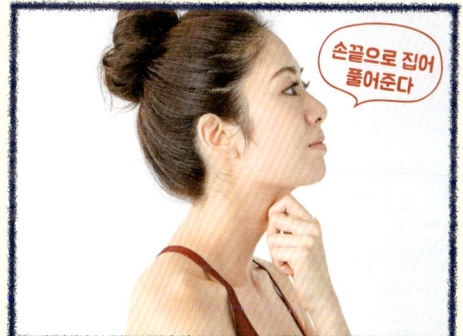

목 전체를 누른다

목 전체를 검지&중지, 약지 누르기로 쇄골을 향해 쓸어내립니다. 반대쪽도 똑같이 실시합니다.

턱 아래를 쥐고 누른다

엄지&검지 누르기로 턱 아래쪽 목살을 쥐고 누릅니다.

| Lower body | Upper body | **Around the face** |

23

1세트 **2분**

눈코입을 살리는 작고 또렷한 얼굴
사각턱을 갸름하게 만든다

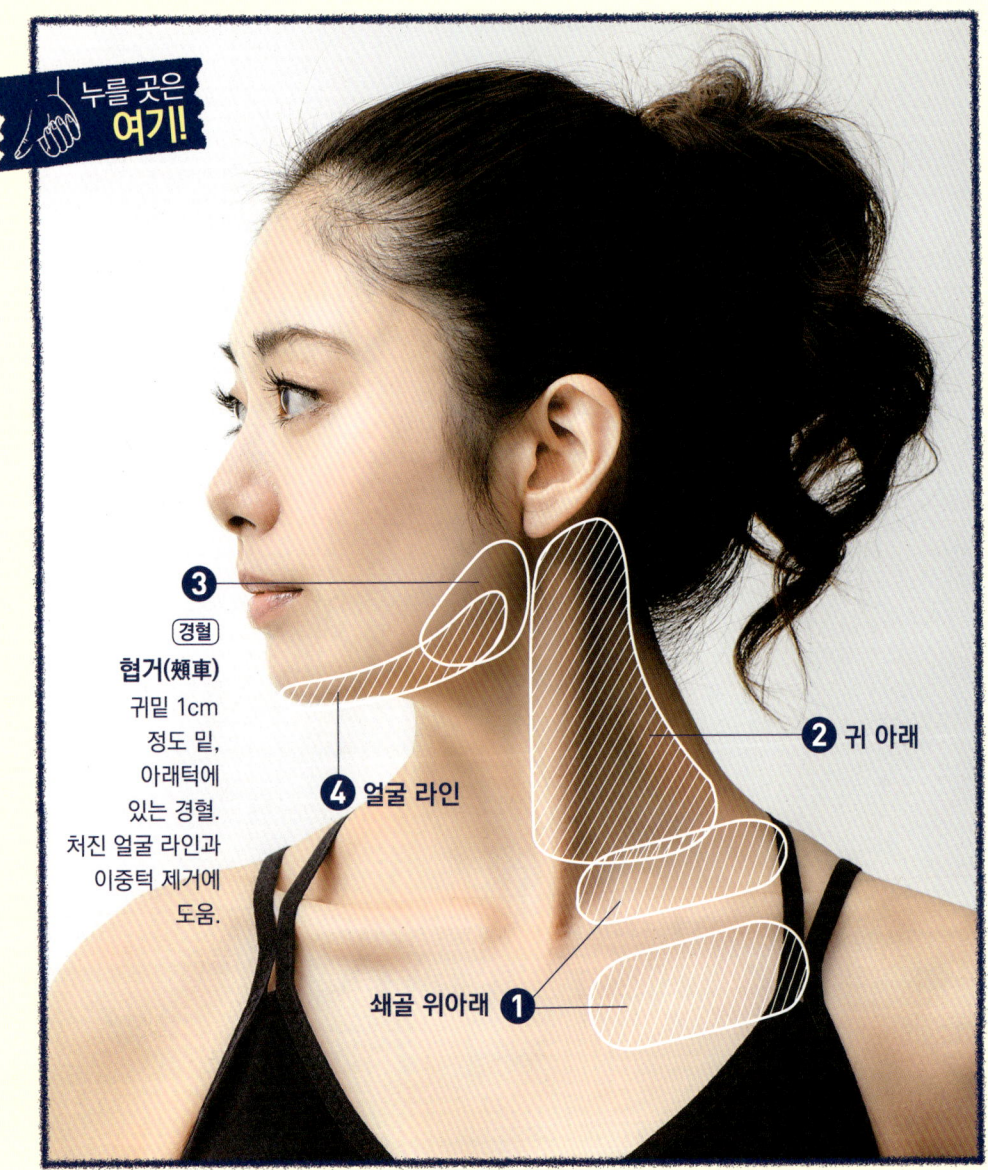

누를 곳은 **여기!**

③

[경혈]
협거(頰車)
귀밑 1cm
정도 밑,
아래턱에
있는 경혈.
처진 얼굴 라인과
이중턱 제거에
도움.

② 귀 아래

④ 얼굴 라인

① 쇄골 위아래

누르는 방법

❶

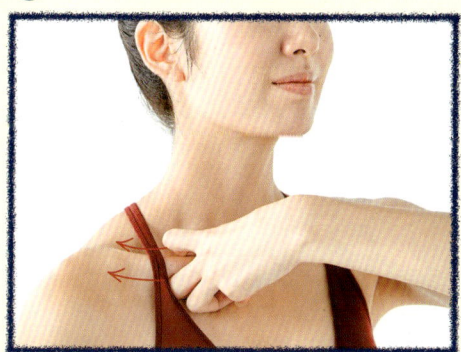

쇄골 위아래를 쥐고 누른다

쇄골 위아래를 검지와 중지로 쥐고 **두 번째 관절 누르기**로 바깥쪽으로 눌러갑니다.

❷

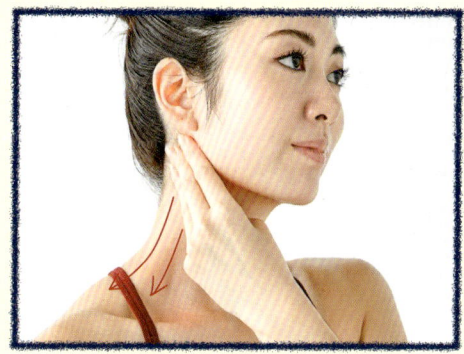

귀밑에서 쇄골로 쓸어내린다

귀밑에서 쇄골을 향해 귀 아래쪽 목을 **검지&중지, 약지 누르기**로 쓸어내립니다.

❸

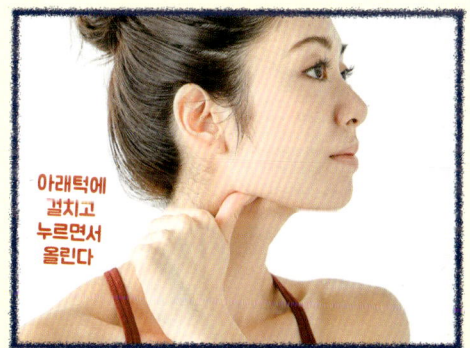

아래턱을 눌러서 풀어준다

아래턱을 **엄지 누르기**로 누릅니다. 아래턱에 엄지를 걸치고 위로 눌러 올리듯이 실시합니다.

❹

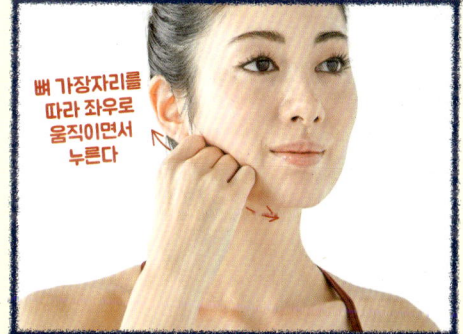

얼굴 라인을 누른다

얼굴 라인의 뼈를 따라 **두 번째 관절 누르기**로 좌우로 조금씩 움직이면서 누릅니다. 반대쪽도 똑같이 실시합니다.

| Lower body | Upper body | **Around the face** |

24

1세트 1분

살이 아니라 부은 거야
얼굴 부기를 제거한다

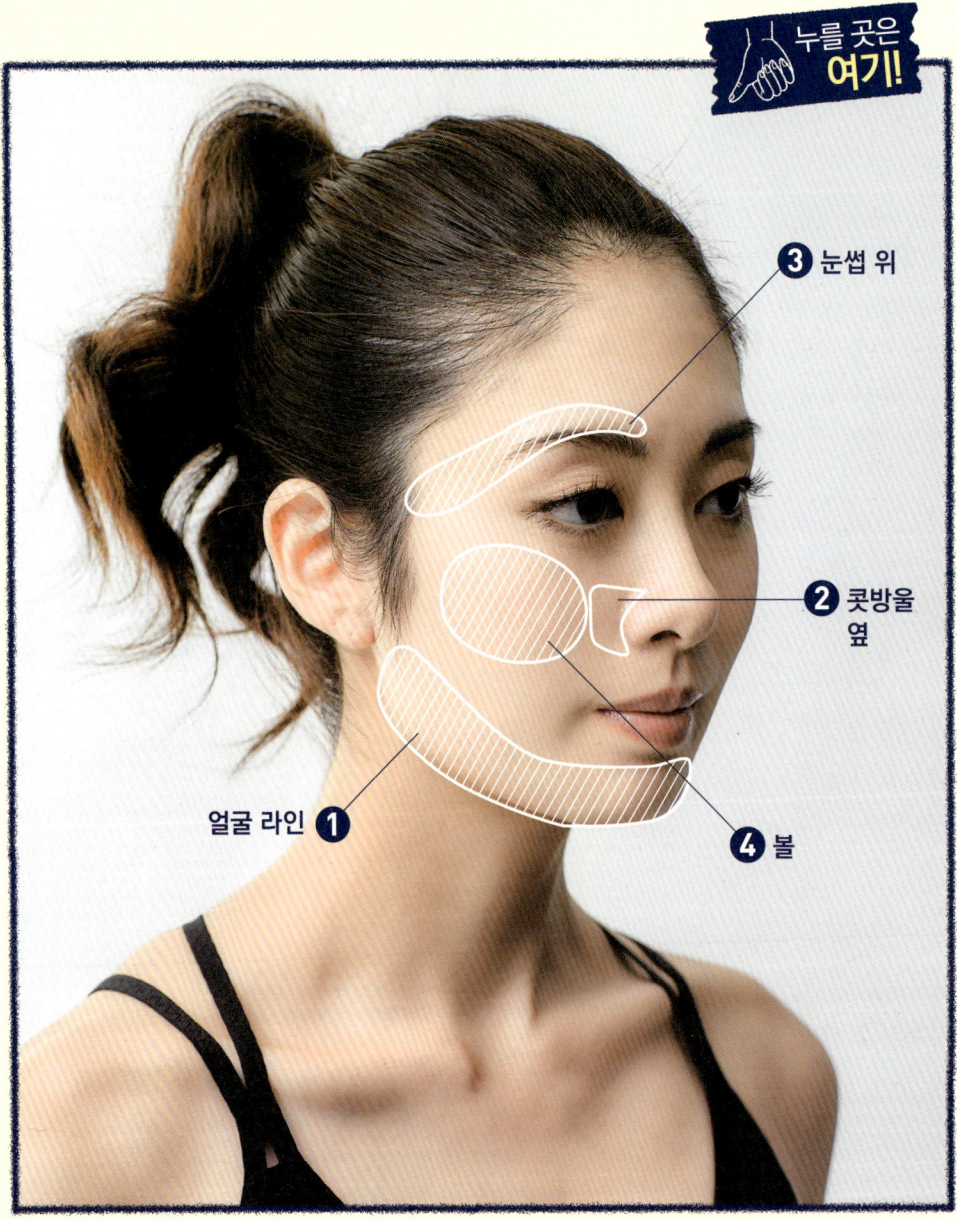

누를 곳은 여기!

❸ 눈썹 위
❷ 콧방울 옆
얼굴 라인 ❶
❹ 볼

96 누르면, 빠진다

🖐 누르는 방법 🖐

❶

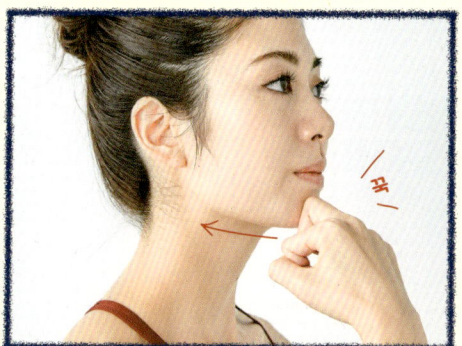

얼굴 라인을 누른다

얼굴 라인을 따라 **중지 갈고리 누르기**로 누릅니다.

❷

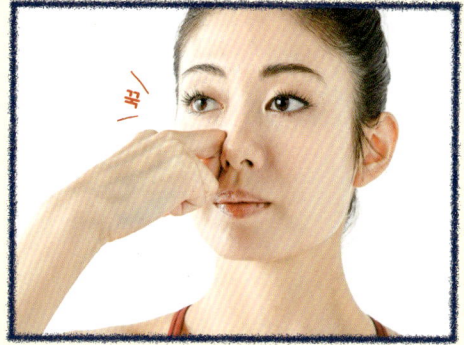

콧방울 옆을 누른다

콧방울 옆을 **중지 갈고리 누르기**로 누릅니다.

❸

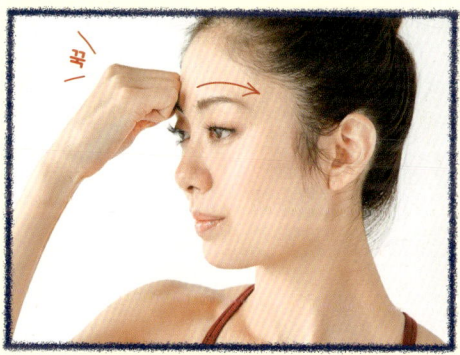

눈썹머리부터 관자놀이까지 누른다

두 번째 관절 누르기로 눈썹 위를 눈썹머리부터 관자놀이를 향해 누릅니다.

❹

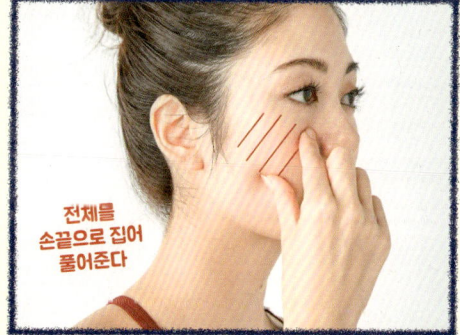

볼 전체를 쥐고 누른다

엄지&검지 누르기로 볼을 쥐고 풀어준다는 느낌으로 볼 전체를 빠짐없이 눌러 올립니다. 반대쪽도 똑같이 실시합니다.

#25

성형 없이도 아름다운 얼굴
오뚝한 코를 만든다

1세트 **2분**

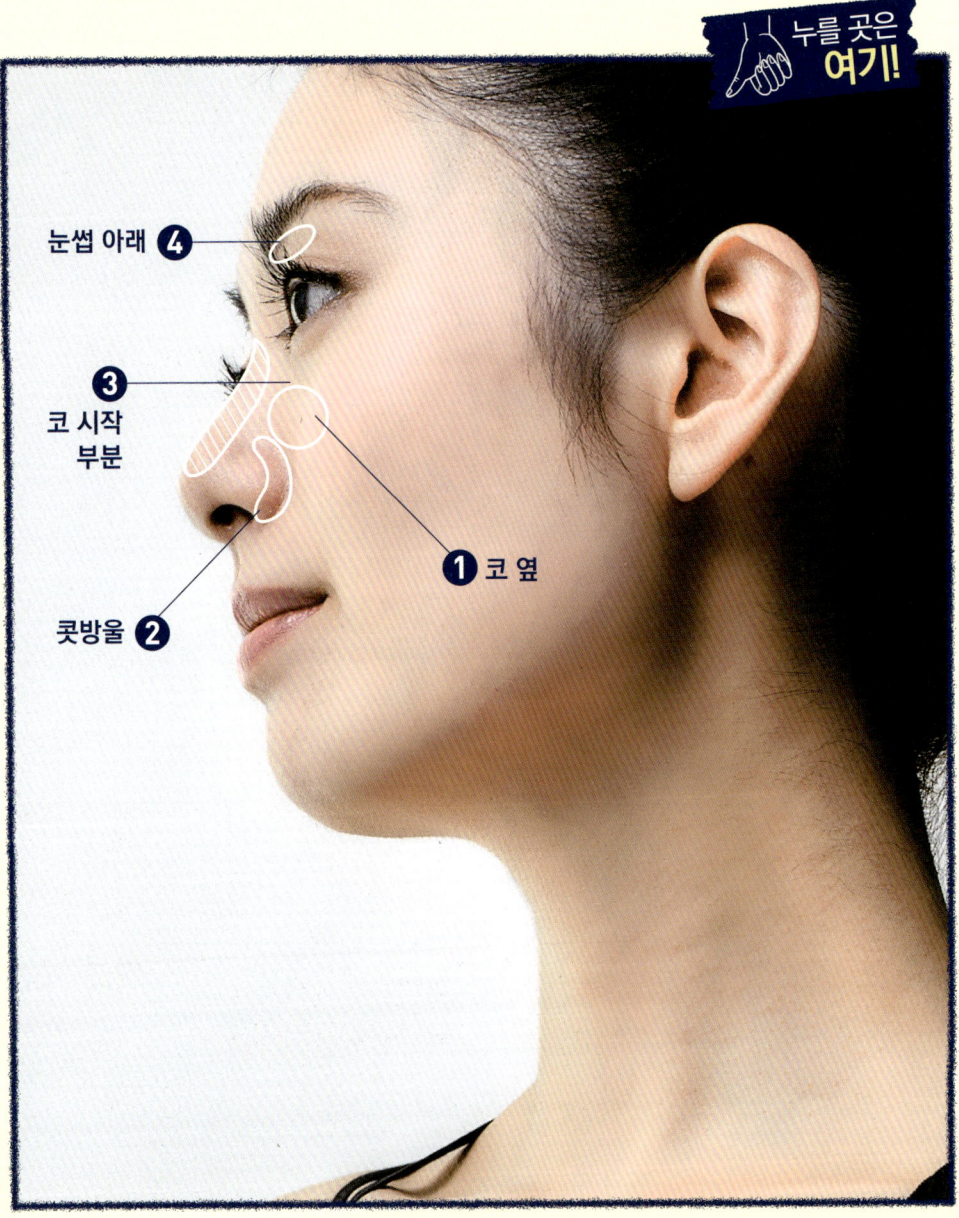

- ❹ 눈썹 아래
- ❸ 코 시작 부분
- ❷ 콧방울
- ❶ 코 옆

누르는 방법

❶

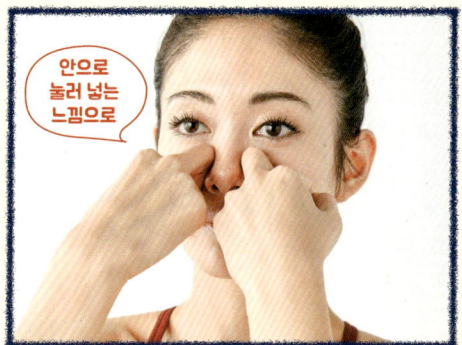

코 양옆에 손가락을 둔다

양손을 **중지 갈고리 누르기** 상태로 코 옆에 둡니다. 손가락 안쪽에 힘을 주며 누릅니다.

❷

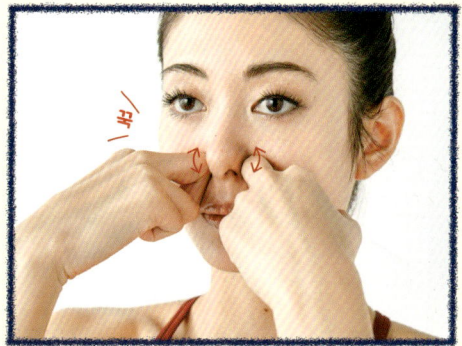

콧방울을 누른다

중지 갈고리 누르기로 위아래로 콧방울을 따라 조금씩 움직이면서 눌러갑니다.

❸

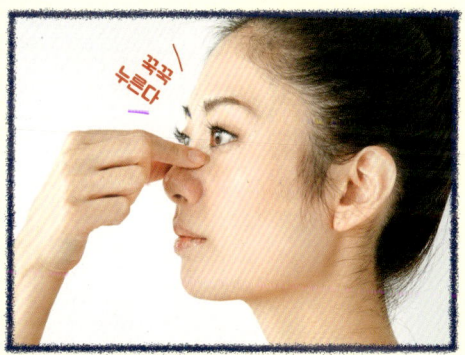

코를 풀어준다

코로 공기를 들이마시면서 실시합니다. **엄지&검지 누르기**로 코 시작 부분을 쥐고 누릅니다. 리듬감 있게 양쪽에서 누릅니다.

❹

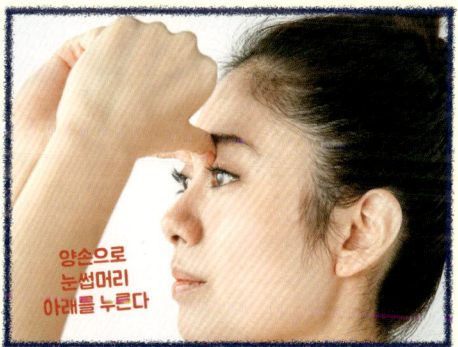

눈썹 아래를 누른다

엄지 누르기로 눈썹머리 아래를 누릅니다.

| Lower body | Upper body | **Around the face** |

#26

1세트 **2분**

세 살은 어려보이는 비결
볼록하고 동그란 뺨을 만든다

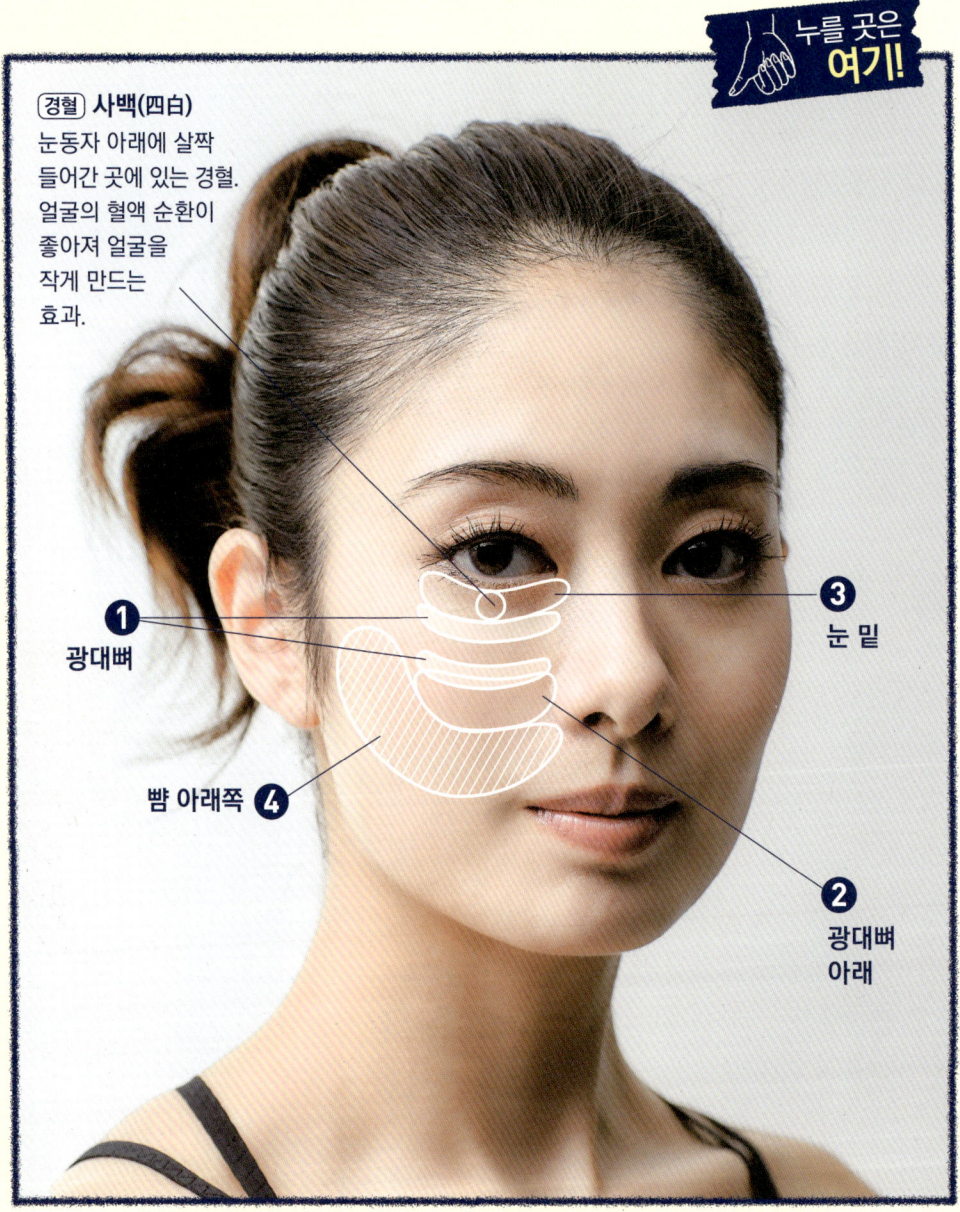

누를 곳은 **여기!**

[경혈] 사백(四白)
눈동자 아래에 살짝 들어간 곳에 있는 경혈. 얼굴의 혈액 순환이 좋아져 얼굴을 작게 만드는 효과.

① 광대뼈
② 광대뼈 아래
③ 눈 밑
④ 뺨 아래쪽

😊 누르는 방법 😊

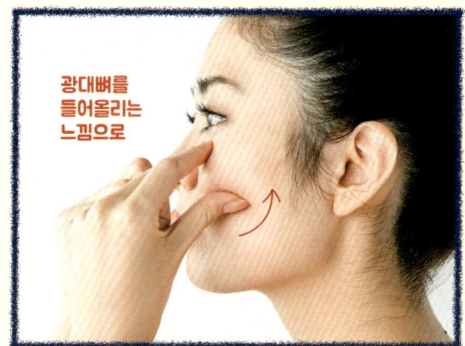

광대뼈를 누르면서 올린다

광대뼈를 쥐고 올려준다는 느낌으로 **엄지&검지 누르기**로 누릅니다.

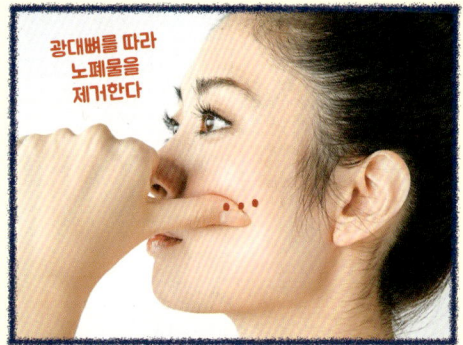

광대뼈 아래를 눌러서 풀어준다

엄지 누르기로 광대뼈 아래를 눌러 노폐물을 제거합니다.

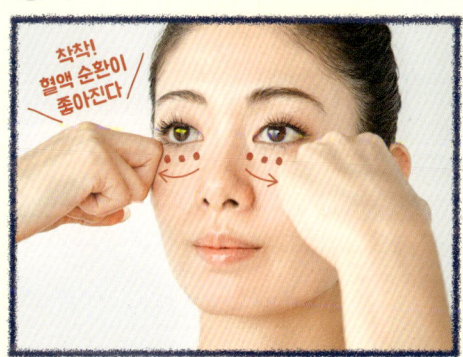

사백을 누른다

눈 밑의 사백을 **중지 갈고리 누르기**로 눈머리부터 눈꼬리까지 누릅니다.

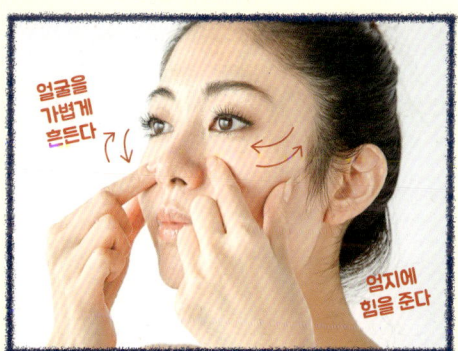

광대뼈를 눌러서 풀어준다

광대뼈를 양옆에서 쥐고 **엄지&검지 누르기**로 누릅니다. 검지는 코 바로 옆에, 엄지는 광대뼈 아래에 대고 얼굴을 상하좌우로 움직입니다.

27

1세트 2분

매일 눌러서 동안으로
팔자주름을 관리한다

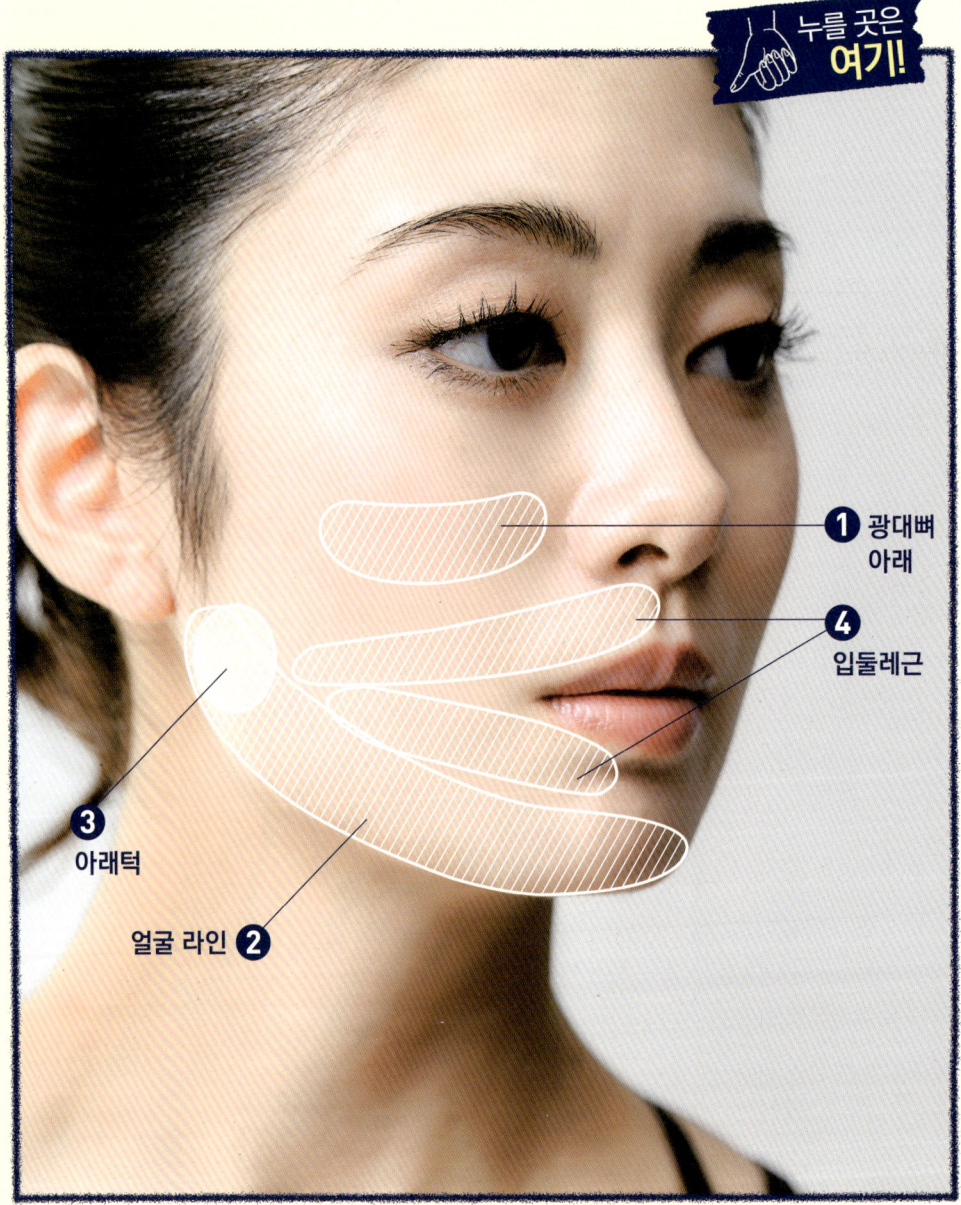

누를 곳은 **여기!**

① 광대뼈 아래
④ 입둘레근
③ 아래턱
얼굴 라인 ②

누르는 방법

❶

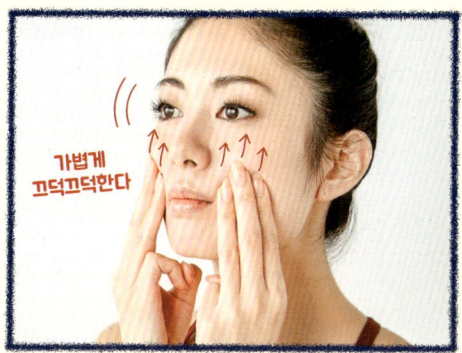

광대뼈 아래를 누른다

손을 광대뼈 아래에 댑니다. **검지&중지, 약지 누르기**로 얼굴을 위아래로 조금씩 움직입니다.

❷

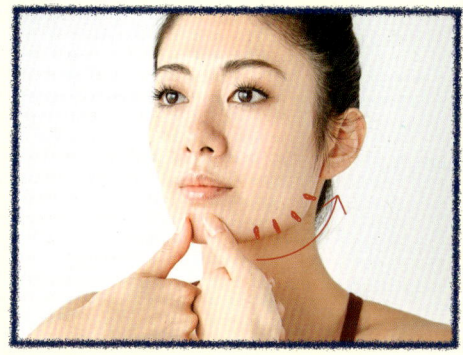

얼굴 라인을 쓸어올린다

엄지 누르기로 얼굴 라인을 따라 턱 끝부터 귀 방향으로 쓸어올립니다.

❸

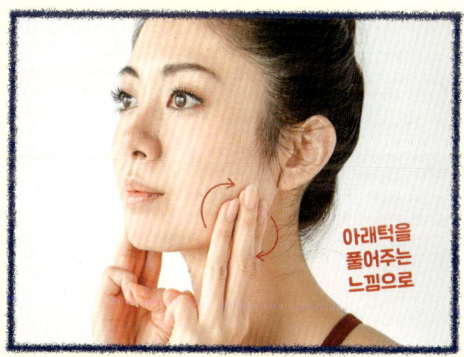

아래턱을 누른다

검지&중지, 약지 누르기로 원을 그리듯 아래턱을 누릅니다.

❹

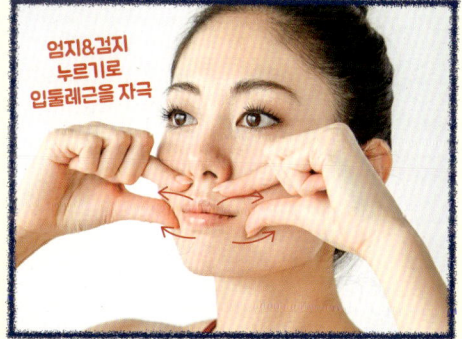

입둘레근을 자극한다

입 주변을 **엄지&검지 누르기**로 누르며, 상하좌우로 조금씩 움직입니다.

28

지우고 싶은 행복의 증거
눈가의 주름을 없앤다

1세트 2분

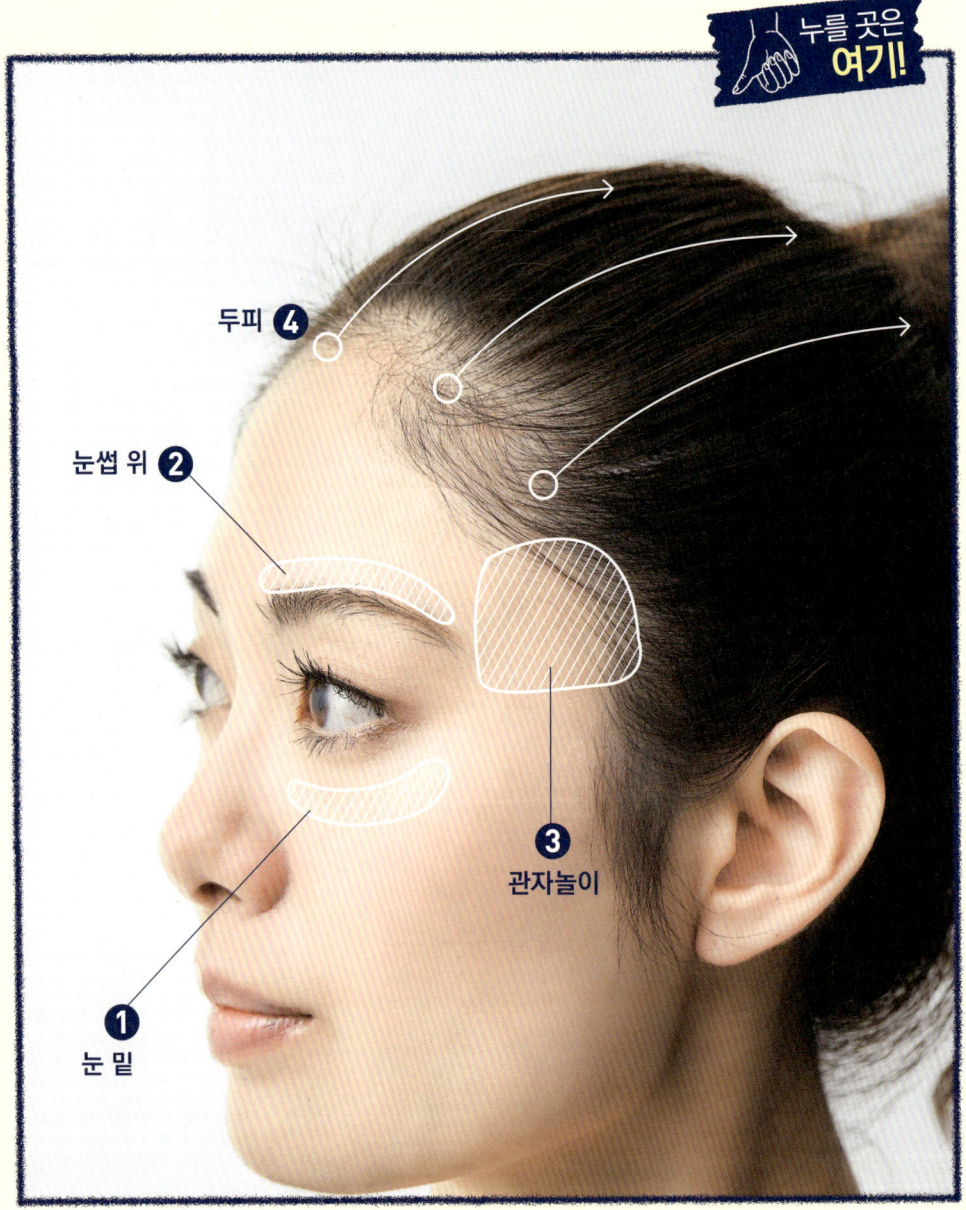

누르는 방법

❶

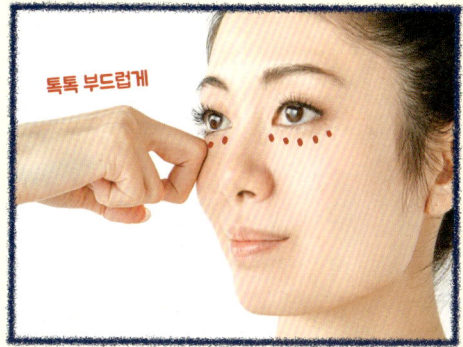

눈 밑을 누른다

중지 갈고리 누르기로 눈 밑을 부드럽게 누릅니다. 100쪽에서 소개한 사백도 누르게 됩니다.

❷

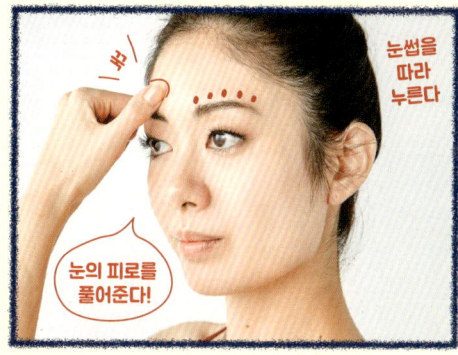

눈썹 위를 누른다

엄지 누르기로 눈썹 라인을 따라 위쪽을 꾹꾹 누릅니다.

❸

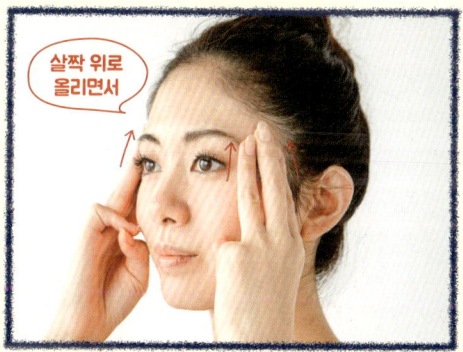

관자놀이를 누른다

검지&중지, 약지 누르기로 관자놀이를 누르면서 올립니다.

❹

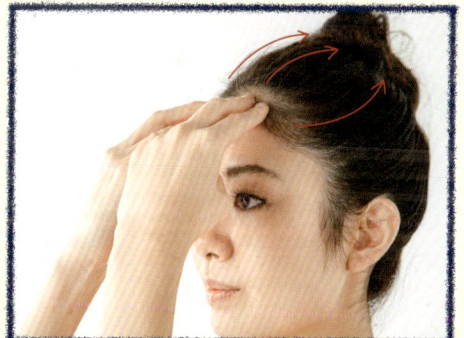

정수리까지 쓸어올린다

손을 헤어라인에 대고 검지&중지, 약지 누르기로 두피를 쓸어올리듯 정수리 방향으로 누릅니다.

#29

1세트 1분

화장이 필요 없는 깊은 눈동자
시원한 눈매를 만든다

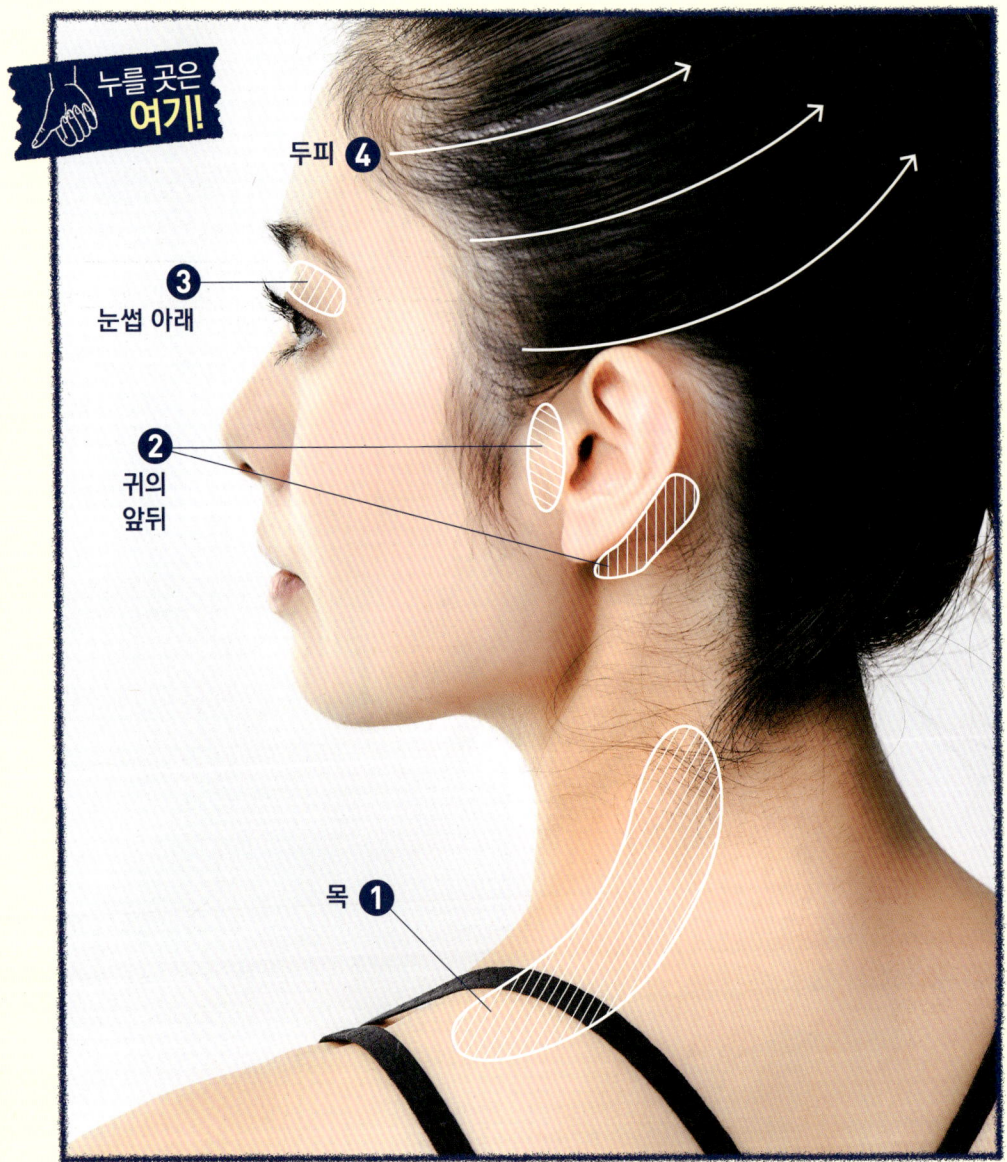

🌕 누르는 방법 🌕

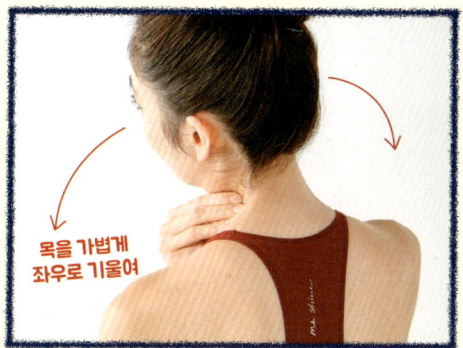

누르면서 고개를 좌우로 기울인다

목 시작 부분을 **검지&중지, 약지 누르기**로 누릅니다. 고개를 좌우로 천천히 기울이면서 충분히 자극합니다.

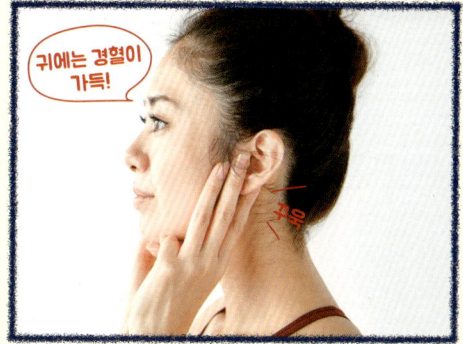

귀를 잡고 누른다

손으로 귀를 잡고 **검지&중지, 약지 누르기**로 누릅니다.

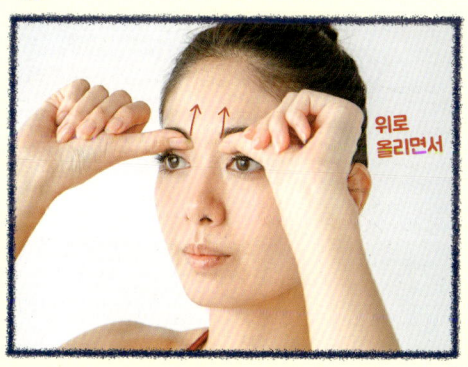

눈썹 아래를 누른다

눈썹 아래 전체를 **엄지 누르기**로 눌러 올립니다.

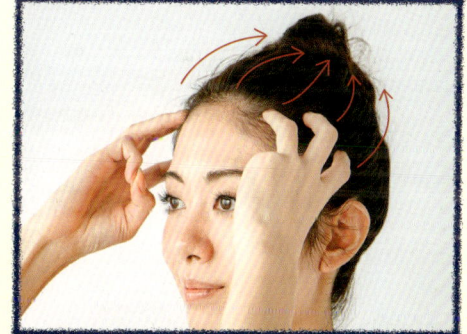

헤어라인부터 정수리까지 누른다

검지&중지, 약지 누르기로 헤어라인에서 정수리를 향해 두피를 쓸어올립니다.

Lower body　　Upper body　　**Around the face**

30

1세트 **2분**

한번 생기면 없어지지 않는
처진 목살과 목주름을 예방한다

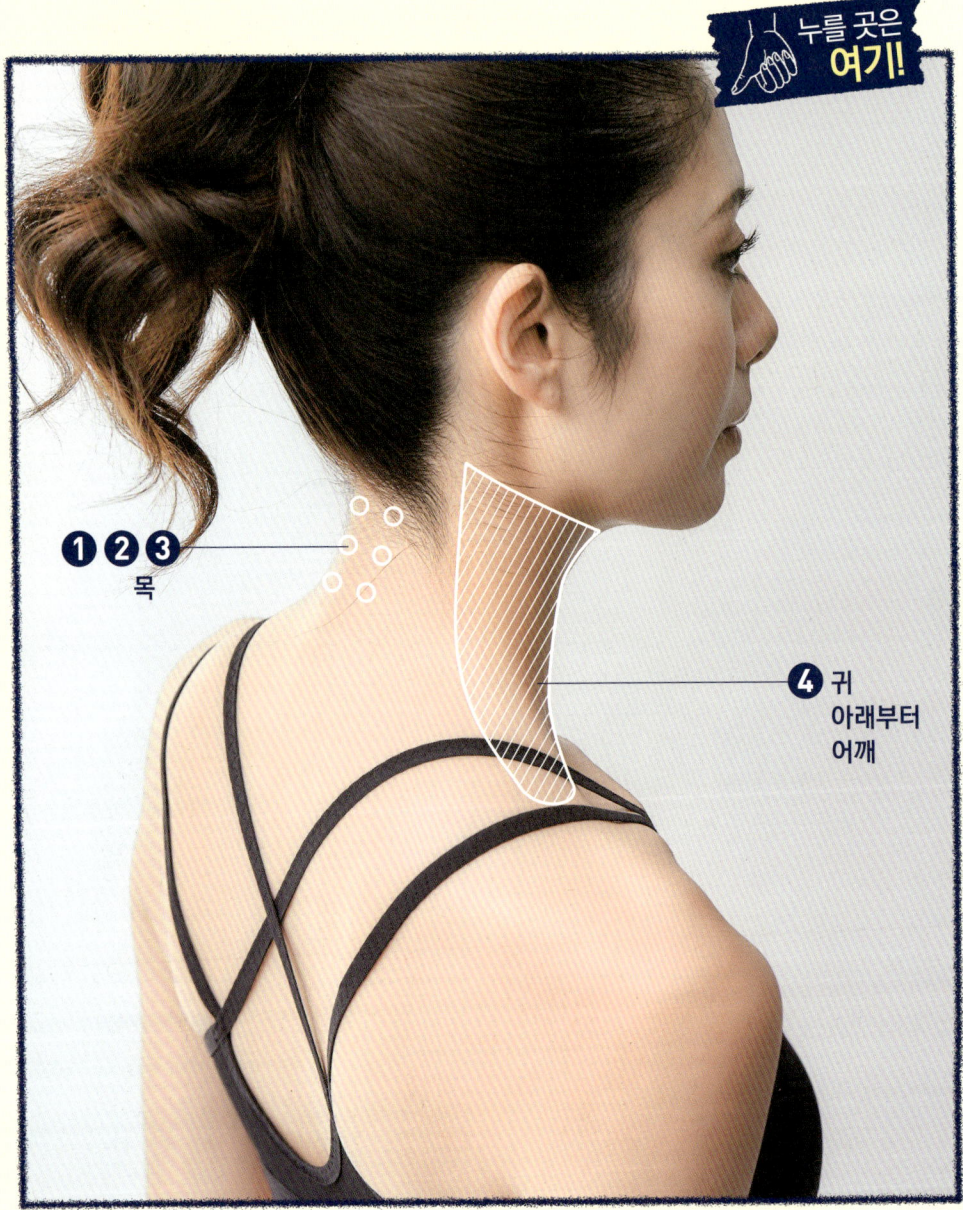

누를 곳은 **여기!**

❶ ❷ ❸
목

❹ 귀 아래부터 어깨

🖐 누르는 방법 🖐

❶

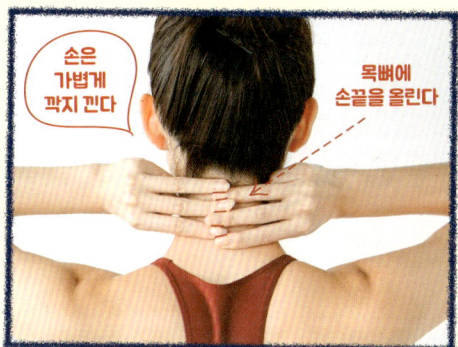

목덜미를 누른다
목덜미를 **검지&중지, 약지 누르기**로 누르고 팔꿈치를 벌립니다. 팔꿈치를 벌리면 날개뼈가 가운데로 모입니다.

❷

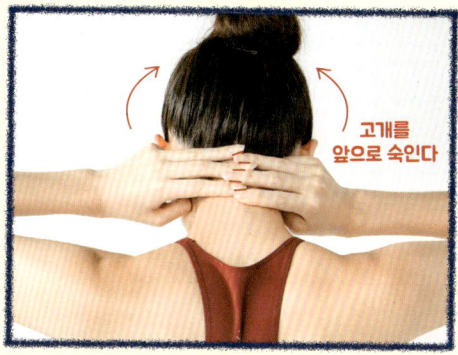

고개를 위아래로 움직인다
검지&중지, 약지 누르기로 목덜미를 누른 상태에서 고개를 위아래로 움직입니다. 뼈의 움직임을 느끼듯이 천천히 움직이세요.

❸

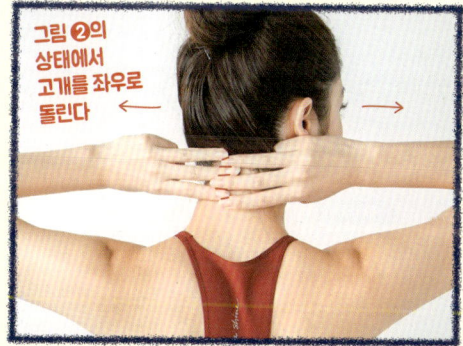

고개를 좌우로 움직인다
검지&중지, 약지 누르기로 목덜미를 누른 상태에서 고개를 좌우로 돌립니다. 뼈의 움직임을 느끼면서 좌우로 천천히 움직이세요.

❹

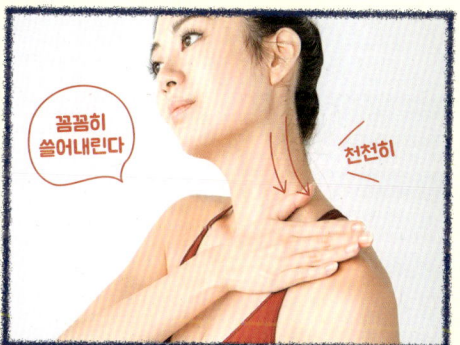

어깨를 향해 림프샘을 쓸어내린다
목 측면에 손바닥을 밀착하고 귀 아래에서부터 쓸어내립니다. 엄지 시작 부분이 쇄골 위에 올 때까지 내리세요. 반대쪽도 똑같이 실시합니다.

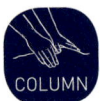

얼굴 반사구로 알 수 있는
이상 증상

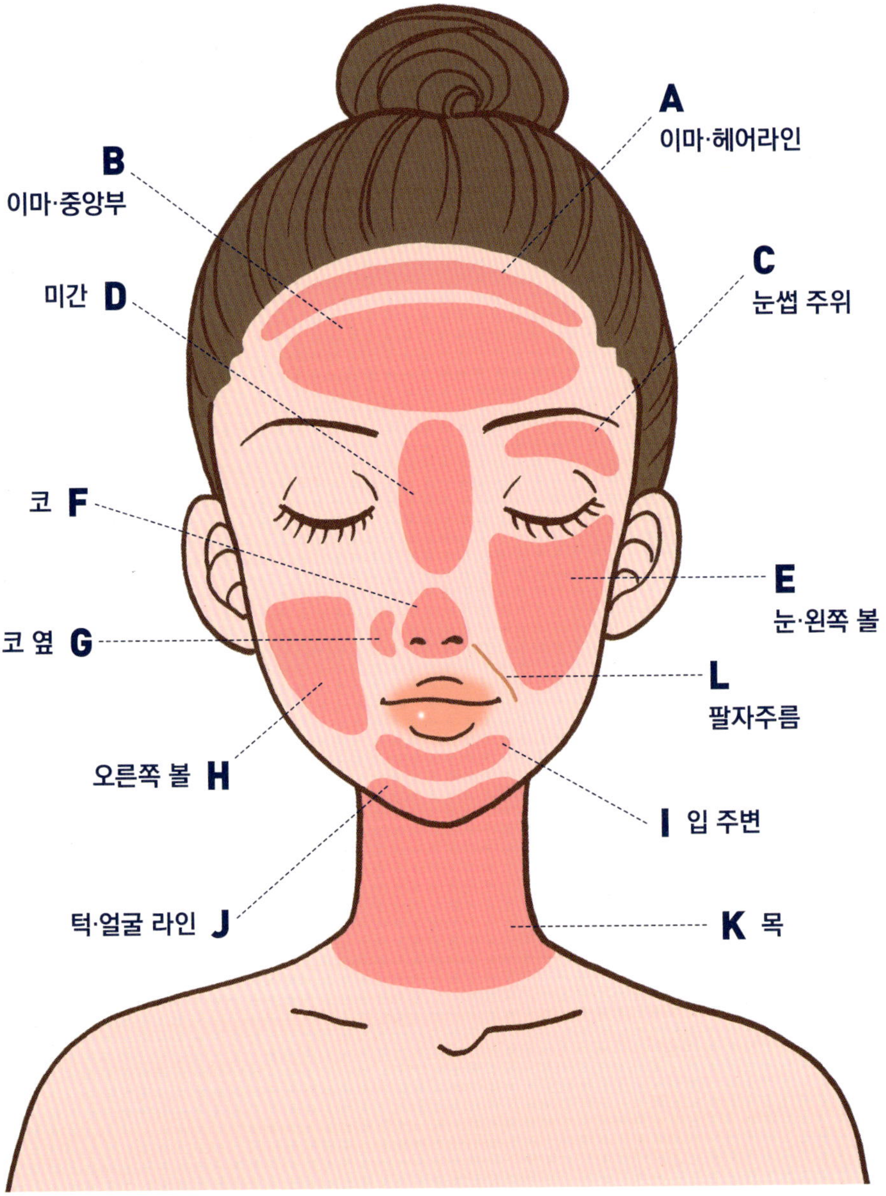

- **A** 이마·헤어라인
- **B** 이마·중앙부
- **C** 눈썹 주위
- **D** 미간
- **E** 눈·왼쪽 볼
- **F** 코
- **G** 코 옆
- **H** 오른쪽 볼
- **I** 입 주변
- **J** 턱·얼굴 라인
- **K** 목
- **L** 팔자주름

발바닥처럼 얼굴에도 인체 장기의 각 부분에 해당하는 반사구가 있습니다.
반사구를 보면 피부뿐 아니라 장기의 상태도 알 수 있습니다. 얼굴을 관리하면서 신경쓰이는 증상에 해당하는 반사구를 눌러보세요.

A 이마·헤어라인

간·심장의 기능 저하
- ☐ 우울감
- ☐ 스트레스

B 이마·중앙부

간·신장의 기능 저하
- ☐ 약해진 위장
- ☐ 요통

C 눈썹 주위

간 기능 저하
- ☐ 인후통
- ☐ 비염·기관지염

D 미간

심장의 기능 저하
- ☐ 우울감
- ☐ 스트레스

폐 기능 저하
- ☐ 과음
- ☐ 냉증

E 눈·왼쪽 볼

간·쓸개의 기능 저하
- ☐ 스트레스
- ☐ 수면 부족
- ☐ 혈액 순환 장애
- ☐ 생리불순

F 코

위의 기능 저하
- ☐ 소화 불량
- ☐ 더부룩함

폐의 기능 저하
- ☐ 인후통
- ☐ 비염·기관지염

G 코 옆

대장의 기능 저하
- ☐ 변비
- ☐ 설사

H 오른쪽 볼

폐의 기능 저하
- ☐ 인후통
- ☐ 비염·기관지염

I 입 주변

위의 기능 저하
- ☐ 과식
- ☐ 더부룩함

J 턱·얼굴 라인

위의 기능 저하
- ☐ 부인과 질환
- ☐ 피로
- ☐ 다리 부종

K 목

위의 기능 저하
- ☐ 소화 불량
- ☐ 더부룩함

L 팔자주름

- ☐ 허벅지 근력 저하

살 빠지는 몸이 되는
10가지 법칙

RULE 1

발 관리는 하루도 빠짐없이 한다

몸의 토대인 발부터 관리하면 다이어트 효과가 오래 유지됩니다. 욕조에 들어가 발바닥과 종아리, 허벅지를 누르면서 노폐물을 배출합니다. 바쁘더라도 발바닥과 발목 관리만은 빠뜨리지 마세요.

RULE 2

디톡스 효과를 위해 배를 누른다

배에는 큰 정맥과 림프가 있어서 꼼꼼히 누르면 디톡스 효과가 나타납니다. 장 운동도 활발해지도록 배를 따뜻하게 하면서 관리하는 것을 추천합니다. 자기 전 침대에서 3분씩 누르는 습관을 들여보세요.

RULE 3

전신 거울을 보면서 몸 전체를 체크한다

매일 전신 거울을 보면서 몸을 확인하세요. 특히 눈과 어깨의 높이, 가슴과 허리 위치, 무릎 사이가 붙어 있는지 등을 자세히 살펴봅니다. 틀어진 골반과 다리가 원래 상태로 돌아오면 다리가 쭉 뻗으며 각선미가 살아납니다.

RULE 4

몸을 가로세로로 스트레칭 한다

매일 몸을 늘이고 이완시키는 스트레칭을 해보세요. 바로 누워 팔다리를 끝까지 늘입니다. 시원하게 늘인 뒤에는 단번에 힘을 빼 휴식을 취합니다. 배가 충분히 늘어나 혈액이 온몸을 순환합니다.

RULE 5

발끝을 안쪽, 바깥쪽으로 비튼다

발끝을 안쪽, 바깥쪽으로 비틀면 다리를 전체적으로 늘여주어 불균형을 개선할 수 있습니다. 다리 시작 부분부터 비틀도록 신경쓰는 것이 중요합니다. 잠들기 전과 일어난 직후에 하면 다리 라인이 정돈되어 예뻐집니다.

지금까지 매일 누르기 관리법을 실천하며 몸속의 '다이어트 스위치'가 켜졌을 것입니다. 이제 체형 유지를 위해 아래 규칙을 꼭 생활화하세요. 저절로 살 빠지는 몸이 됩니다.

RULE 6

몸이 바른 자세를 기억하게 한다

벽에 등을 붙이고, 발뒤꿈치, 종아리, 엉덩이, 날개뼈, 뒤통수가 모두 벽에 닿도록 기대 서서 엉덩이에 힘을 주고 무릎을 중심으로 모아 갈비뼈가 골반 바로 위에 오도록 자세를 바로잡습니다. 매일 실천하면 올바른 자세가 몸에 배고, 살이 빠지는 몸으로 변합니다.

RULE 7

가방 속을 정리한다

가방과 다이어트가 무슨 상관일까요? 가방 속이 지저분하다는 건 평소에 자기 관리에 소홀하다는 의미이고, 살찌는 습관이 몸에 배어 있다는 뜻입니다. 정말 필요한 것을 가려내는 습관을 들이면 식사나 운동 관리도 야무지게 해낼 수 있습니다.

RULE 8

항상 모자란 듯 먹는다고 생각한다

다이어트 중에 '이건 먹으면 안 돼! 이건 참자!'라고 제한을 두는 사람이 많습니다. 하지만 그렇게 하면 스트레스가 계속 쌓일 수밖에 없습니다. 먹고 싶은 건 먹되 양을 조금 줄이는 방식으로 다이어트를 즐겨보세요. '항상 모자란 듯 먹자'를 되새기면서 말이죠.

RULE 9

깊은 잠을 잔다

깊이 잠들면 성장 호르몬이 다량 분비되는데, 성장 호르몬은 지방을 연소시켜 살이 잘 찌지 않고 잘 빠지는 몸으로 만듭니다. 미용과 건강 유지에 미치는 영향이 크죠. 깊은 잠을 잘 수 있도록 노력해보세요.

RULE 10

올바르게 걷는 방식을 연습한다

발이 땅에 닿을 때 '발뒤꿈치→새끼발가락 시작 부분→엄지발가락 시작 부분' 순이 되도록 신경쓰면서 걸으면 다리 근육 전체를 쓰게 되어 다리 라인이 정돈됩니다. 발바닥 근육을 제대로 쓰면 몸의 불균형도 줄어듭니다.

에필로그

제가 다이어트에 성공한 건 20여 년 전입니다. 6개월 만에 15킬로그램 감량에 성공하고 날아갈 듯 기뻤던 날, 요요가 와서 절망했던 날이 생생합니다. 그 후 결혼, 임신, 출산을 경험하고, 10년 전 우연한 계기로 공부를 시작해 체형 관리 전문 테라피스트가 되었습니다.

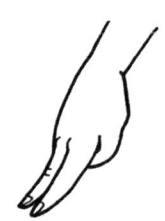

그리고 연구에 연구를 거듭해 '림프 드레나지(Lymph Drainage, 도수림프배출법)'를 기초로 혈액 순환과 관절의 이상을 개선하는 독자적인 체형 관리 이론을 고안해냈습니다.

테라피스트로 활동하면서 이 이론의 효과를 증명할 수 있어야 한다는 생각에 전문 지식을 바탕으로 매일 빠뜨리지 않고 셀프 케어를 실시했습니다. 그러자 놀랍게도 몸이 변하면서 균형을 찾아가는 느낌을 받았습니다. 이러한 경험을 반복하면서 저의 이론은 점점 탄탄하게 성장했습니다.

그 이론 중 하나가 이 책에서 소개하는 '누르기'를 통한 접근 방식입니다. 돌이켜보면 '누르기'가 제 다이어트의 첫걸음이었습니다. 제 다이어트 성공의 열쇠는 '림프'와 '발목'입니다. 발목을 돌림으로써 전신의 골격이 균형을 찾았고, 림프와 혈액의 흐름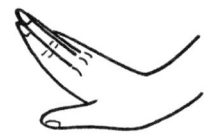
이 원활해져 신진대사가 활발해진 결과 6개월 만에 15킬
로그램 감량에 성공했습니다.

그때를 떠올려보면, 발목을 돌릴 때 복숭아뼈 옆을 눌러서 지렛목으로 삼았습니다. 무릎 뒤와 다리 시작 부분을 무의식적으로 눌렀죠. 문지르기가 아닌 누르기였기에 림프샘 자극과 동시에 관절과 근막을 이완할 수 있었습니다.

그래서 저의 체형 관리 이론에서는 문지르기는 거의 없고, '누르면서 움직이기' '쓸기' '뚫기' 등의 접근이 주를 이룹니다.

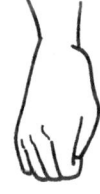 이 책에서는 실제로 숍에서 실시하는 관리법에 셀프 케어를 접목해 알기 쉽게 소개했습니다. 한 곳당 1~2분 누르기로, 조합은 자유롭게 하면 됩니다.

신경쓰이는 부분을 집중적으로 실시하는 것도 좋고, 처음부터 순서대로 시작해도 좋습니다. 다이어트를 막 시작한 분, 다이어트 정체기인 분, 원하는 부분만 콕 집어 빼고 싶은 분 등 다양한 상황에서 활용할 수 있는 책입니다.

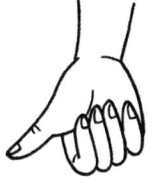 제가 20년 넘게 스타일을 유지한 다이어트법을 꼭 시험해 보세요.

지금까지 큰 도움을 주신 모든 선배님, 저를 믿어주시는 고객님, 또 저를 이해하고 응원해주는 소중한 가족, 제가 가장 사랑하는 돌아가신 아버지께도 감사 인사를 드립니다.

히사시 유코